Störungen systemisch behandeln

CARL-AUER

Störungen systemisch behandeln
Band 4

Herausgegeben von
Hans Lieb und Wilhelm Rotthaus

Gerhard Dieter Ruf

Depression und Dysthymia

Zweite Auflage, 2022

Reihe »Störungen systemisch behandeln«, Band 4
hrsg. von Hans Lieb und Wilhelm Rotthaus
Umschlaggestaltung: Uwe Göbel
Satz: Heinrich Eiermann
Printed in Germany
Druck und Bindung: CPI books GmbH, Leck

MIX
Papier | Fördert gute Waldnutzung
FSC® C083411
www.fsc.org

klimaneutral
Mehr Bäume.Weniger CO₂

Zweite Auflage, 2022
ISBN 978-3-8497-0078-2 (Printausgabe)
ISBN 978-3-8497-8384-6 (ePub)

Bibliografische Information der Deutschen Nationalbibliothek:
Die Deutsche Nationalbibliothek verzeichnet diese Publikation in der Deutschen Nationalbibliografie; detaillierte bibliografische Daten sind im Internet über http://dnb.d-nb.de abrufbar.

Informationen zu unserem gesamten Programm, unseren Autoren und zum Verlag finden Sie unter: **www.carl-auer.de**.

Wenn Sie Interesse an unseren monatlichen Nachrichten haben, können Sie dort auch den Newsletter abonnieren.

Carl-Auer Verlag GmbH
Vangerowstraße 14 • 69115 Heidelberg
Tel. +49 6221 6438-0 • Fax +49 6221 6438-22
info@carl-auer.de

Inhalt

Vorwort der Herausgeber

Ursprünglich ein querdenkendes Außenseiterkonzept, hat sich der systemische Ansatz heute in vielen Bereichen der Therapie und der Beratung theoretisch wie praktisch etabliert. Auch Vertreter anderer Schulen bereichert er mittlerweile in ihrer Arbeit. Die Etablierung eines Paradigmas birgt für dieses selbst aber auch Risiken, weil sie stets mit der Verfestigung von Denk- und Handlungsgewohnheiten einhergeht. Die Reihe *Störungen systemisch behandeln* stellt sich vor diesem Hintergrund zwei Herausforderungen: Nichtsystemischen Behandlern und Vertretern anderer Therapierichtungen soll sie komprimiert und praxisorientiert vorstellen, was die systemische Welt im Hinblick auf bestimmte Störungsbilder zu bieten hat. Innerhalb der Systemtherapie steht sie für eine neue Phase im Umgang mit dem Konzept von »Störung« und »Krankheit«.

Historisch gesehen war einer ersten Phase mit erfolgreichen Konzepten zu Krankheitsbildern wie Schizophrenie, Essstörungen, psychosomatischen Krankheiten und affektiven Störungen eine zweite Phase gefolgt, die geprägt war von einem gezielten Verzicht oder einer definitiven Ablehnung aller Formen störungsspezifischer Codierungen. In jüngerer Zeit wenden sich manche Vertreter der systemischen Welt wieder störungsspezifischen Konzepten und Fragen zu - und werden von anderen dafür deutlich attackiert. Diese neue Welle ist bedingt durch die Anerkennung der Systemtherapie als wissenschaftliches Heilverfahren, durch den Antrag auf deren sozialrechtliche Anerkennung und nicht zuletzt dadurch, dass viele im klinischen Sektor systemisch arbeitende Kollegen täglich gezwungen sind, sich zu störungsspezifischen Konzepten zu positionieren.

Die systemische Welt hat hierzu einiges anzubieten. Die Reihe *Störungen systemisch behandeln* will zeigen, dass und wie die Systemtheorie mit traditionellen diagnostischen Kategorien bezeichnete Phänomene ebenso gut und oft besser beschreiben, erklären und mit hoher praktischer Effizienz behandeln kann. Sie verfolgt dabei zwei

Ziele: Zum einen soll systemisch arbeitenden Kollegen das große Spektrum theoretisch fundierter und praktikabler systemischer Lösungen für einzelne Störungen zugänglich gemacht werden - ohne das Risiko, die eigene systemische Identität zu verlieren, im besten Fall sogar mit dem Ergebnis einer gestärkten systemischen Identität. Gleichzeitig soll nichtsystemischen Behandlern und Vertretern anderer Schulen das umfangreiche systemische Material an Erklärungen, Behandlungskonzepten und praktischen Tools zu verschiedenen Störungsbildern auf kompakte und nachvollziehbare Weise vermittelt werden.

Verlag, Herausgeber und Autoren bemühen sich, einerseits eine für alle Bände gleiche Gliederung einzuhalten und andererseits kreativen systemischen Querdenkern die Freiheit des Gestaltens zu lassen.

An die Stelle der Abgrenzung und der Konkurrenz zwischen den verschiedenen Therapieschulen ist heute der Austausch zwischen ihnen getreten. Die Reihe *Störungen systemisch behandeln* versteht sich als ein Beitrag zu diesem Dialog.

Dr. Hans Lieb, Dr. Wilhelm Rotthaus

Vorwort

Die »Depression« hat das Schattendasein einer stigmatisierten psychischen Krankheit verlassen und wurde zu einem gesellschaftlichen Thema. Fast ein Fünftel der Deutschen wie auch der Weltbevölkerung würden irgendwann in ihrem Leben die Diagnosekriterien erfüllen (Laux 2011b). Depressionen stehen in Deutschland als Ursache einer Frühberentung an erster Stelle und gehören zu den häufigsten Gründen für Krankschreibungen (Bundespsychotherapeutenkammer 2013).

Was ist eine Depression? Unter »Depression« (von lateinisch *deprimere* = niederdrücken) wird in unserer Gesellschaft eine Störung der Affekte mit einer niedergedrückten Stimmungslage verstanden. Mit »Dysthymia« (von altgriechisch Missmut; *dys-* = schlecht, schwer, miss-; *thymos* = Gemüt) wird eine leichtere und chronisch verlaufende Form depressiver Verstimmungen bezeichnet.

Aber sind schlechte Stimmungen und Ängste nicht auch etwas Normales, das zum Leben gehört? Ist eine schwere Trauer nach dem Tod des Partners eine Krankheit, wenn sie länger als zwei Wochen dauert[1]? Bei einer Depression lässt sich in der Regel beobachten, dass sich Betroffene zu hohe Ziele setzen und dann am Scheitern leiden. Tun wir das nicht bisweilen alle? Bringt eine Leistungsgesellschaft, in der Erfolg zu den höchsten Werten zählt, nicht zwangsläufig immer mehr Menschen zum Scheitern, wenn sie die hochgesteckte Messlatte nicht erreichen können oder wollen? Liegt dann eine psychische »Krankheit« mit einer Funktionsstörung des Gehirns vor oder handelt es sich um ein gesellschaftliches Phänomen?

> »Der auf diese Weise zum Erfolg gezwungene Mensch verkümmert zur Leistungsmaschine, wie umgekehrt die Vorstellung einer Leistungsmaschine den Erfolgszwang nach sich zieht. Menschliche Möglichkeiten – etwas die des Nichtkönnens, des Nichtwollens,

1 In der neuen amerikanischen Diagnosenklassifikation DSM-V wird eine schwere Trauerreaktion, die länger als zwei Wochen dauert, als Depression klassifiziert (Maj 2013).

> des Verweigerns – werden auf Hirnfunktionen und auf das Müssen und Sollen reduziert. Die nicht genutzten Möglichkeiten werden zu einem Defekt der Hirnfunktion, der schnell und effizient behoben werden muss und behoben werden kann« (Retzer 2012, S. 208).

Das Denken in Krankheitskategorien hat sich in unserer Gesellschaft etabliert und eröffnet legale und von allen akzeptierte Wege, von den Zwängen des Leistungsdrucks eine Auszeit und Schonung zu erhalten. Unterstützt von der Pharmaindustrie konzentriert sich die Forschung vor allem auf biologische Veränderungen des Nervensystems, während die psychischen Vorgänge und die Kommunikation im sozialen Gefüge der Gesellschaft nur geringes Interesse finden. Die biologischen Erklärungen für die niedergedrückte Stimmung kommen nicht nur den Marktinteressen der Pharmaindustrie entgegen, sondern auch vielen Betroffenen und Angehörigen, weil die Diagnosestellung jeden von Schuld und Verantwortung befreit. Die Depression wird als Schicksal gesehen, das quasi vom Himmel fällt.

Arnold Retzer plädiert für eine Umkehr und ein Zulassen von schlechten Stimmungen, Angst, Trauer und Hoffnungslosigkeit:

> »Unsere miesen Stimmungen sind Ausdruck und Ergebnis unserer sehr persönlich erlebten und erlittenen Krisen [...]. Sie bieten uns die Chancen der Veränderung. Wenn wir nicht länger autistische Leistungs- und Erfolgsmaschinen oder biologieterrorisierte Haustiere sein wollen, besteht unsere Chance gerade darin, kaputtzugehen, das heißt, nicht mehr zu funktionieren [...]. Sich den Erfolgserwartungen zu entziehen erlaubt, sich selbst wieder in den Blick zu nehmen und die Frage zu stellen, wer man eigentlich ist« (Retzer 2012, S. 293 f.).

Diese Polarität zwischen den Kategorien Krankheit bzw. Störung und Normalität ist Thema der systemischen Psychiatrie und Therapie. Es geht um die Frage, wann ein Denken in Krankheitskategorien sinnvoll und hilfreich ist, wann es eher behindert oder schadet und wann sich selbst erfüllende Prophezeiungen gerade zu dem führen, was man befürchtet. Manche Probleme und Symptome werden durch sogenannte zirkuläre Prozesse, das sind Rückkopplungsprozesse, aufrechterhalten. Probleme entstehen auch durch Erklärungen, die den subjektiven oder den wissenschaftlichen Beobachtungen gegeben werden. Erklärungen können Hoffnung machen oder nehmen, können erleichtern oder bedrücken. Gerade bei depressiven Störungen spielen sie eine wichtige und meist unterschätzte Rolle.

In der systemischen Therapie werden solche Zusammenhänge zwischen Denken, Fühlen und Handeln thematisiert und alternative Sichtweisen angeboten. Wenn diese besser zum Leben der Betroffenen passen, können sie zur Problemlösung verhelfen und Symptome überflüssig werden lassen. Depressive Symptome können in manchen Fällen als normale Trauer, als Erschöpfung oder als Signal dafür gesehen werden, dass die Lebensform nicht stimmt und eine Veränderung im Leben ansteht, sei es im privaten Bereich oder im Beruf.

Systemische Therapie und Beratung ist eine bewährte und gut evaluierte Methode, die in unterschiedlichen psychotherapeutischen und psychiatrischen Arbeitsfeldern und Kontexten eingesetzt werden kann. Sie ist besonders flexibel bezüglich der Settings und Zeitrahmen (von Schlippe u. Schweitzer 2012, S. 349) und kommt meist mit wenigen, über einen längeren Zeitraum verteilten Sitzungen aus. Häufig werden Sitzungen alle vier Wochen oder in noch längeren Intervallen angesetzt, insgesamt durchschnittlich ca. 10 bis 12 Sitzungen (vgl. Simon, Clement u. Stierlin 2004, S. 303 f.).

Dass auch bei einer sogenannten »schweren« oder »chronifizierten« Depression oft kleine Impulse in wenigen Sitzungen ausreichen, um Muster zu verstören, die die Störung aufrechterhalten, mag verwundern. Oft wird übersehen, dass schon die Diagnosestellung einer »schweren« Depression zu einer sich selbst erfüllenden Prophezeiung werden und die befürchtete Chronifizierung fördern kann. Immer wieder berichten mir Patienten, wie die ängstliche Aufmerksamkeitsfokussierung auf einen möglichen »Rückfall« in die Depression durch Sorgen und eine innere Anspannung eben diesen auch provozieren kann. Hilfreich sind in solchen Fällen die ressourcenorientierte systemische Haltung und spezifische Interventionen, wenn sie zum problematischen Denk- und Verhaltensmuster eine passende, bessere Lösung darstellen.

Zu diesem Buch

Dieses Buch soll spezifische psychische und soziale Muster bei Depression und Dysthymia verdeutlichen und systemische Therapiemethoden zur Veränderung problematischer Muster zur Verfügung stellen. Der Schwerpunkt liegt auf der ambulanten Behandlung. Bei den Fallbeispielen sind die akuten, meist in der Klinik behandelten Symptome bereits abgeklungen. Die vorgestellten Methoden können jedoch auch im stationären Kontext Anwendung finden.

Systemische Therapie kann als Einzel-, Paar- oder Familientherapie durchgeführt werden. Weil die meisten Patienten eine Einzeltherapie wünschen, habe ich überwiegend solche Fallbeispiele vorgestellt. Ab und zu wird in meiner Praxis auch eine Kombination von Einzel- und Familientherapie durchgeführt. Eine Indikation zur Familientherapie besteht bei entsprechendem Wunsch des Klienten üblicherweise dann, wenn er in einer Familie lebt oder wenn die Familie sonst eine wichtige Rolle für das Problem oder die Lösung zu spielen scheint.

Theorie und Methoden der systemischen Therapie finden bei verschiedenen psychischen Störungen Anwendung. Einige Abschnitte dieses Buches wurden aus meinem Buch *Schizophrenien und schizoaffektive Störungen* (Ruf 2014) übernommen, weil sie auch zur Therapie depressiver Störungen passen. Detaillierte Erläuterungen, wie zum Beispiel wissenschaftliche Erklärungen oder therapeutische Interventionen, wurden im Text durch eine *kursive Schreibweise* gekennzeichnet. Als ergänzendes Material werden einzelne Interventionen zur jeweils gezielten Anwendung online bereitgestellt.[2]

Beratung und Therapie gehen fließend ineinander über; ich habe im Text nicht streng dazwischen getrennt. Das Gleiche gilt für die Begriffe Klient und Patient. Wegen der besseren Lesbarkeit habe ich auch nicht immer die männliche und weibliche Form aufgeführt; beides soll als austauschbar gelten, sofern aus dem Text nichts anderes

2 carl-auer.de/depression-und-dysthymia/therapiekarten

hervorgeht. Alle Fallbeispiele sind so weit anonymisiert, dass Rückschlüsse auf die jeweiligen Patienten nicht möglich sind.

An dieser Stelle danke ich meiner Frau Ulrike Preuß-Ruf ganz herzlich für ihre Beiträge zur Familientherapie einiger Patienten, für die Durchsicht des Manuskripts und für viele wertvolle Ratschläge. Mein besonderer Dank gilt auch dem Herausgeber der Buchreihe Dr. Hans Lieb für viele hilfreiche Anregungen.

Wenn es für das Verständnis des Therapieprozesses hilfreich erschien, habe ich die Familienstruktur grafisch in einem Genogramm dargestellt.

1 Depression und Dysthymia

1.1 Vom Phänomen zur Diagnose

Frau L. klagte mit monotoner Stimme und verarmter Mimik und Gestik, für sie sei alles von heute auf morgen zusammengebrochen. Sie habe keine Energie und keinen Antrieb, sitze wie im Loch und komme nicht mehr hoch, werde von Zukunftsängsten geplagt. Nachts schlafe sie nur zwei Stunden und wache dann mit Angst und nassen Händen auf. Seit einem Vierteljahr gehe es ihr so schlecht. Davor habe sie immer funktioniert und sei das Oberhaupt in der Familie gewesen.

Das ist die *Beschreibung* eines Phänomens. Es spielt sich vor allem in der Kommunikation ab, also im sozialen System. Die von Frau L. beklagten Beschwerden - genauer: ihre verbale und nonverbale Kommunikation darüber - sind für die Menschen ihrer Umgebung nicht nachvollziehbar und verstehbar. Nach ihren Äußerungen ist anzunehmen, dass ihre Gedanken und vor allem ihre Gefühle oder Affekte, das psychische System, wesentlich beteiligt sind. All das wäre ohne ihr Nervensystem, das Gehirn, also das biologische System, nicht möglich. In allen drei Systemen wirkt Frau L. etwas anders als andere Menschen.

Für dieses schon seit Menschengedenken existierende Phänomen nicht nachvollziehbarer Affekte wurden im Lauf der Geschichte unterschiedliche *Erklärungen* entwickelt (vgl. Abschnitt 2.1), bis sich die westliche Medizin dieses Phänomens annahm und es als psychische Krankheit einordnete. Auch heute noch gibt es in asiatischen Kulturen andere Beschreibungen für Niedergeschlagenheit; so manifestieren sich in Südostasien Trauer und familiäre Konflikte eher als Herzbeschwerden; in Japan konnten bis zum Jahr 2000 Antidepressiva nicht systematisch vermarktet werden; zwischenzeitlich wurden die westlichen Depressionskonzepte, von der Pharmaindustrie forciert, in die dortigen Länder eingeführt und führten zu einem florierenden Absatzmarkt für Antidepressiva (Asen 2013).

Bestrebungen zu einer internationalen Vereinheitlichung von Diagnosekriterien führten zur Entwicklung der *International Classification of Diseases* der Weltgesundheitsorganisation, die immer wieder überarbeitet wird und jetzt mit der ICD-10 in der 10. Version vorliegt (Dilling, Mombour u. Schmidt 1993).[3] Die Veröffentlichung der 11. Version ist für 2015 geplant. In der ICD-10 wird auf den problematischen Begriff der psychischen »Krankheit« verzichtet und stattdessen von »Störung« gesprochen. Damit meint man einen »klinisch erkennbaren Komplex von Symptomen oder Verhaltensauffälligkeiten [...], der [...] mit Belastung und mit Beeinträchtigung von Funktionen verbunden« ist (a. a. O., S. 23). Affektive Störungen werden unter der Diagnosekategorie F3 eingruppiert.

Damit wird in der Psychiatrie der Beobachtungsrahmen auf das Individuum begrenzt und eine Norm von Verhalten und psychischen und biologischen Funktionen postuliert; Abweichungen von dieser Norm begründen dann die psychiatrische Diagnose. Im Begriff »Krankheit« oder »Störung« ist die *Beschreibung* von Phänomenen (den geäußerten Klagen und dem gezeigten Antriebsmangel, also den Symptomen) und die *Erklärung* über die Entstehung dieser Symptome (die angenommene Funktionsstörung) vermischt. Die Erklärungen auch für soziale Phänomene werden im psychischen und biologischen System gesucht (vgl. Lieb 2014; Simon 1995).

1.2 Affektive Störungen in der ICD-10

Die Diagnosekategorie F3 der ICD-10 beinhaltet die *affektiven Störungen*; Hauptsymptome dieser Störungen sind eine Veränderung der Stimmung oder der Affektivität, meist zur Depression hin, mit oder ohne begleitende Angst, oder hin zu einer gehobenen Stimmung. Die meisten dieser Störungen tendieren zu wiederholtem Auftreten. Der Beginn der einzelnen Episoden ist oft mit belastenden Ereignissen oder Situationen in Zusammenhang zu bringen.

3 Auf die ähnliche, in Amerika favorisierte Diagnosenklassifikation DSM-V möchte ich aus Platzgründen hier nicht näher eingehen.

Die affektiven Störungen werden unterteilt in F30 *manische Episode*, F31 *bipolare affektive Störung*, F32 *depressive Episode*, F33 *rezidivierende depressive Störungen*, F34 *anhaltende affektive Störungen (Dysthymia u. a.)* und in die Ausweichkategorien F38 *sonstige affektive Störungen* und F39 *nicht näher bezeichnete affektive Störung*. In dem vorliegenden Buch wird die systemische Therapie der häufigsten depressiven Störungen, nämlich der depressiven Episode, der rezidivierenden depressiven Störung und der Dysthymia, behandelt. Die beschriebenen Muster und Therapiemethoden sind im Wesentlichen auch auf die selteneren Variationen der Störungen übertragbar, die in den hier nicht näher beschriebenen Ausweichkategorien der ICD-10 klassifiziert werden.

1.3 Depression in der ICD-10

Nach der ICD-10 liegt eine *depressive Episode* vor, wenn eine Person unter gedrückter Stimmung, Interessenverlust, Freudlosigkeit und einer Verminderung des Antriebs leidet. Die Verminderung der Energie führt zu erhöhter Ermüdbarkeit und Aktivitätseinschränkung. Deutliche Müdigkeit tritt oft nach nur kleinen Anstrengungen auf.

Andere häufige Symptome sind:

1. Verminderte Konzentration und Aufmerksamkeit
2. Vermindertes Selbstwertgefühl und Selbstvertrauen
3. Schuldgefühle und Gefühle von Wertlosigkeit
4. Negative und pessimistische Zukunftsperspektiven
5. Suizidgedanken, Selbstverletzung oder Suizidhandlungen
6. Schlafstörungen
7. Verminderter Appetit

Gewöhnlich wird eine Dauer der Symptome von mindestens zwei Wochen verlangt; kürzere Zeiträume können berücksichtigt werden, wenn die Symptome ungewöhnlich schwer oder schnell aufgetreten sind.

Zusätzlich kann ein *somatisches Syndrom* vorliegen, wenn sich folgende Symptome zeigen:

8. Interessenverlust oder Verlust der Freude an normalerweise angenehmen Aktivitäten
9. Mangelnde Fähigkeit, auf eine freundliche Umgebung oder freudige Ereignisse emotional zu reagieren
10. Frühmorgendliches Erwachen zwei oder mehr Stunden vor der gewohnten Zeit
11. Morgentief
12. Psychomotorische Hemmung oder Agitiertheit
13. Deutlicher Appetitverlust
14. Gewichtsverlust, häufig mehr als 5 % des Körpergewichts
15. Deutlicher Libidoverlust

Das somatische Syndrom ist nur dann zu diagnostizieren, wenn wenigstens vier der genannten Symptome eindeutig feststellbar sind.

Wenn von den typischen Symptomen depressive Verstimmung, Verlust von Interesse oder Freude und erhöhte Ermüdbarkeit mindestens zwei vorliegen und außerdem mindestens zwei der oben genannten anderen Symptome, wird eine *leichte depressive Episode* diagnostiziert. Bei drei oder vier der anderen Symptome und einem besonders ausgeprägten Schweregrad ist die Diagnose einer *mittelgradigen depressiven Episode* zu stellen. In einer *schweren depressiven Episode ohne psychotische Symptome* zeigt der Patient meist erhebliche Verzweiflung und Agitiertheit oder Hemmung, außerdem Verlust des Selbstwertgefühls, Gefühle von Nutzlosigkeit oder Schuld, ein somatisches Syndrom und in schweren Fällen ein hohes Suizidrisiko; alle drei typischen und mindestens vier andere Symptome werden gefordert. Bei einer *schweren depressiven Episode mit psychotischen Symptomen* treten zusätzlich Wahnideen, Halluzinationen oder ein depressiver Stupor (Erstarrung, Betäubung mit Fehlen jeder Reaktion auf Versuche der Kontaktaufnahme) auf; der Wahn schließt gewöhnlich Ideen der Versündigung, der Verarmung oder einer bevorstehenden Katastrophe ein; akustische Halluzinationen bestehen gewöhnlich aus diffamierenden oder anklagenden Stimmen; Geruchshalluzinationen beziehen sich auf Fäulnis oder verwesendes Fleisch. *Sonstige depres-*

sive Episoden können in die genannten Kategorien nicht sicher eingeordnet werden, z. B. Mischbilder vor allem somatischer Art.

Eine *rezidivierende depressive Störung* ist durch wiederholte depressive Episoden charakterisiert. Die Episoden dauern meistens zwischen drei und zwölf Monaten, eine Minderheit von Patienten entwickelt eine anhaltende Depression vor allem im höheren Lebensalter. Für die systemische Therapie macht es keinen relevanten Unterschied, ob eine depressive Episode nur ein Mal oder rezidivierend auftritt.

1.4 Dysthymia in der ICD-10

Mit *Dysthymia* wird eine chronische depressive Verstimmung bezeichnet, die nach Schweregrad und Dauer der einzelnen Episoden nicht die Kriterien für eine leichte oder mittelgradige rezidivierende depressive Störung erfüllt. In der Anamnese können allerdings die Leitlinien der leichten depressiven Episode erfüllt gewesen sein. Die Patienten haben gewöhnlich zusammenhängende Perioden von Tagen oder Wochen, in denen sie ein gutes Befinden beschreiben. Meistens fühlen sie sich aber müde und depressiv; alles ist für sie eine Anstrengung und nichts wird genossen. Sie grübeln und beklagen sich, schlafen schlecht und fühlen sich unzulänglich, sind aber in der Regel fähig, mit den wesentlichen Anforderungen des täglichen Lebens fertigzuwerden. Die Dysthymia beginnt gewöhnlich früh im Erwachsenenleben; sie hat viel mit den Konzepten der depressiven Neurose oder neurotischen Depression gemeinsam. Eine Dauer von mindestens zwei Jahren wird gefordert.

Eine Dysthymia kann gelegentlich von einer depressiven Episode überlagert werden. Dann können beide Diagnosen nebeneinander verwendet werden[4].

4 Der Begriff »Doppeldepression« wird dafür manchmal verwendet.

1.5 Differenzialdiagnose

Als psychiatrische Differenzialdiagnose ist vor allem an eine *Anpassungsstörung* zu denken; damit werden Zustände von subjektivem Leiden und emotionaler Beeinträchtigung nach einer entscheidenden Lebensveränderung oder nach belastenden Lebensereignissen wie auch schwerer körperlicher Erkrankung bezeichnet. Auch eine Trauerreaktion ist dieser Diagnose zuzuordnen. Die Depression unterscheidet sich von der Anpassungsstörung durch Gefühllosigkeit, Schuldgefühle, ausgeprägten Antriebsmangel oder auch durch einen depressiven Schuld- oder Verarmungswahn.

Bei einer *bipolaren affektiven Störung* treten neben den depressiven Episoden auch hypomanische oder manische Episoden auf. Diese sind gekennzeichnet durch eine meist Tage oder Wochen andauernde Antriebssteigerung, gehobene Stimmung, vermehrte Aktivität und vermindertes Schlafbedürfnis. Als *Hypomanie* wird eine leichte Ausprägung bezeichnet. Bei der Manie gehen auch übliche soziale Hemmungen verloren, und es kommt zu überhöhter Selbsteinschätzung und Größenideen.

Die Diagnose *schizoaffektive Störung* sollte gestellt werden, wenn sowohl eindeutig schizophrene (wie Wahn oder Halluzinationen) als auch eindeutig affektive Symptome (manische Symptome mit Antriebssteigerung oder depressive Symptome mit gedrückter Stimmung und Antriebsmangel) gleichzeitig oder nur wenige Tage getrennt voneinander während der gleichen Krankheitsepisode vorhanden sind.

Depressive Symptome können in allen Stadien einer *Schizophrenie* auftreten, häufig im Vorfeld (Prodromalstadium) oder nach Abklingen akuter schizophrener Symptome, dann als *postpsychotische Depression* bezeichnet.

Auch bei anderen psychiatrischen Störungen können depressive Verstimmungen in Kombination mit den jeweils spezifischen Symptomen auftreten, so bei *Angst- und Panikstörungen*, sogenannten *Persönlichkeitsstörungen, somatoformen Störungen, Alkoholabhängigkeit* oder bei einem *Aufmerksamkeitsdefizit-Hyperaktivitätssyndrom* im Erwachsenenalter.

Die *organische affektive Störung* infolge einer Schädigung des Gehirns ist durch eine Veränderung der Stimmung charakterisiert. Eine zugrunde liegende zerebrale oder andere körperliche Störung muss mittels körperlicher oder Laboruntersuchungen belegt oder aufgrund einer entsprechenden Krankengeschichte vermutet werden. Infrage kommen unter anderem viele internistische Erkrankungen, wie Infektionen, Hormonstörungen, Herz- oder Leberkrankheiten.

1.6 Epidemiologie und Verlauf

Die Lebenszeitprävalenz depressiver Störungen, d. h. die Anzahl der Menschen im Verhältnis zur Bevölkerung, bei denen im Lauf ihres Lebens irgendwann diese Diagnose gestellt wird, liegt national wie international bei 13–20 %, die 12-Monats-Prävalenz bei 4–11 %. Nach dem deutschen Bundesgesundheitssurvey liegt die Lebenszeitprävalenz bei 17,1 %; Frauen sind mit 23,3 % häufiger betroffen als Männer, bei denen die Diagnose nur in 11,1 % gestellt wurde; die Nichtbehandlungsquote liegt bei 61 %. Bei schweren körperlichen Krankheiten (Diabetes mellitus, Myokardinfarkt, Morbus Parkinson, Epilepsie, Dialysepatienten, Schlaganfall, Karzinom) liegt die Lebenszeitprävalenz von Depressionen bei ca. 40 % (Laux 2011b). Die norddeutsche TACOS-Studie fand eine Lebenszeitprävalenz für Dysthymia von 3,3 % bei Frauen und 1,6 % bei Männern, insgesamt 2,5 % (Meyer et al. 2000).

Das durchschnittliche Ersterkrankungsalter depressiver Störungen wird mit ca. 30 Jahren angegeben; die Altersgruppe 35–49 Jahre überwiegt bei depressiven Störungen; Frauen sind etwa doppelt so häufig betroffen wie Männer. Depressionen verlaufen typischerweise episodisch und rezidivierend. Innerhalb von fünf Jahren erleiden ca. 60 %, innerhalb von 10 Jahren ca. 80 % ein Rezidiv. Mit jeder weiteren Episode steigt das Risiko für einen weiteren Rückfall; ca. 50–60 % erleiden eine zweite Episode; nach drei Episoden besteht eine 90-prozentige Wahrscheinlichkeit für das Auftreten weiterer Episoden. Die Dauer unbehandelter depressiver Episoden beträgt durchschnittlich

3–12 Monate. Im höheren Lebensalter dauern die Episoden häufig länger und tendieren eher zur Chronifizierung. Die Zyklusdauer, d. h. die Zeitspanne zwischen dem Beginn einer Phase und dem Beginn der nächsten Phase, liegt bei unipolaren (nur depressive Phasen, keine manischen oder hypomanischen Episoden) Depressionen initial bei 4–5 Jahren und nimmt mit dem Alter ab (Laux 2011b).

Der Langzeitverlauf depressiver Störungen hängt wesentlich von der Qualität der ehelichen bzw. partnerschaftlichen Beziehung ab; bei Eheunzufriedenheit, wahrgenommener Kritik durch den Partner und bei einer Diskrepanz beider Partner hinsichtlich der Einschätzung der Ehezufriedenheit besteht ein höheres Rezidivrisiko. Bis zu 15 % der Patienten mit schweren depressiven Störungen mit mindestens einer stationären Behandlung in der Vorgeschichte sterben durch Suizid (Laux 2011b).

Eine Dysthymia beginnt meistens in der späten Adoleszenz oder mit Anfang 20. Im Vergleich zu typischen Depressionen ist der Genesungsverlauf von Dysthymien protrahiert und mit einem höheren Rückfallrisiko verbunden, der längerfristige Verlauf ungünstiger (Laux 2011b).

2 Klassische Konzepte zu Depressionen

2.1 Historische Erklärungsmodelle

Psychische Krankheiten wurden in früheren Kulturen unter anderem auf böse Geister oder auf eine Strafe Gottes für verbotene Taten zurückgeführt.

Im antiken Griechenland herrschte die von Hippokrates (460-370 v. Chr.) entwickelte Lehre von den vier Säften vor: Blut, Schleim, gelbe und schwarze Galle. Melancholie (abgeleitet von altgriechisch *melaina chole* = schwarze Galle) wurde auf ein Übermaß an schwarzer Galle zurückgeführt. Der griechische Arzt Galen (ca. 130-200 n. Chr.) beschrieb viele Typen melancholischer Gestimmtheiten; das Übermaß an schwarzer Galle musste durch eine Phlebotomie (operative Eröffnung einer Vene) oder durch Katharsis (Reinigung, geistig-seelische Läuterung) eliminiert werden. Im späten Mittelalter wurde die somatische Erklärung der Melancholie aufgegeben und man nahm eher astrologische Einflüsse und die Macht böser Dämonen an (Mora 1990).

Anfang des 20. Jahrhunderts gliederte Kraepelin die Arten der Melancholie als »depressive Zustände« in das »manisch-depressive Irresein« ein. Tellenbach sah 1961 eine bestimmte Persönlichkeitsstruktur (»Typus melancholicus« mit besonderer Ordentlichkeit, Genauigkeit und Gewissenhaftigkeit) als prädisponierend für die Entwicklung einer Melancholie an (Laux 2011a).

2.2 Das psychiatrische Störungsmodell und klassische Therapieformen

2.2.1 Das psychiatrische Krankheitsmodell

Seit die Medizin psychische Störungen als Krankheiten einstufte, fokussierte die psychiatrische Forschung auf die Untersuchung von organischen oder psychischen Defiziten und entwickelte Krankheitstheorien, bei denen Funktionsdefizite als Erklärung der psychischen Störung im Mittelpunkt stehen. Insbesondere die dominierende biologische Forschung suchte unter der Annahme einer linearen Kausalität nach neurobiologischen Ursachen psychischer Störungen.

In der heutigen Psychiatrie herrschen neurobio-psychosoziale Krankheitsmodelle auf der Basis des Vulnerabilitäts-Stress-Modells (Zubin u. Spring 1977) vor (zum Folgenden s. Laux 2011b). Diese Modelle nehmen auf der Basis einer linearen Kausalität an, dass eine genetische Prädisposition zusammen mit Persönlichkeitsfaktoren (z. B. Introversion, Angstneigung), physikalischen Faktoren (wie Lichtentzug), traumatischen Erfahrungen und aktuellen psychosozialen Belastungen zu einer Auslenkung der Neurotransmittersysteme führt und diese die depressive Symptomatik auslösen.

Das familiäre Lebenszeitrisiko für depressive Erkrankungen ist bei Angehörigen 1. Grades auf ca. 20 % erhöht. Eineiige Zwillinge depressiver Patienten leiden zu 30–50 % ebenfalls an einer Depression. Verschiedene Genorte wurden mit einem besonderen Erkrankungsrisiko korreliert. Bei depressiven Patienten ist das Volumen verschiedener Hirnareale vermindert. Es wird eine Störung der Regulation und Interaktion zwischen bestimmten Gehirnarealen angenommen. Bei einer antidepressiven Behandlung wie auch bei einer kognitiven Verhaltenstherapie können Veränderungen der Aktivität in Gehirnarealen gemessen werden. Dabei werden allerdings nur Korrelationen beschrieben; eine angenommene Kausalität ist die Interpretation eines Beobachters.

Aus den Forschungsergebnissen, dass viele antidepressiv wirkende Medikamente die Konzentration von Überträgerstoffen im Gehirn verändern, wurden Hypothesen über Ursachen einer Depression entwickelt. Die Stresshormonhypothese gründet sich auf den Befund einer erhöhten Konzentration des Stresshormons Kortisol bei einem hohen Prozentsatz der Depressiven. Chronobiologische Faktoren werden vor allem bei der saisonalen Depression diskutiert, die nur im Herbst und Winter auftritt.

Als psychosoziale Faktoren werden kritische Lebensereignisse gesehen. Bei über 75 % der Depressionen findet sich zumindest ein belastendes Lebensereignis in den letzten zwölf Monaten vor Krankheitsbeginn. Des Weiteren werden belastende Kindheitserlebnisse und länger dauernder Stress mit Erschöpfung, gelernter Hilflosigkeit und Selbstaufgabe als relevant eingestuft.

2.2.2 Psychiatrische Therapieformen

Im Vordergrund der klassischen psychiatrischen Therapie depressiver Störungen (vgl. Laux 2011b) steht die Behandlung mit *Psychopharmaka*, speziell mit der Gruppe der Antidepressiva. Antidepressiva wirken depressions- und angstlösend wie auch antriebssteigernd und verringern die Rezidivhäufigkeit depressiver Störungen. Nach mehr als drei depressiven Episoden oder mehr als zwei depressiven Episoden mit kurzem Intervall wird eine Rezidivprophylaxe empfohlen. Dazu kann eine Langzeitbehandlung über mehrere Jahre mit einem Antidepressivum erfolgen. Alternativ kann Lithium eingesetzt werden, ein Metall, dessen Wirkung auf die Psyche in der Mitte des letzten Jahrhunderts entdeckt wurde. Verschiedene Gruppen von Antidepressiva unterscheiden sich im Wirkmechanismus. Sie beeinflussen unterschiedliche Überträgerstoffe im Gehirn (Laux 2011b).

Auch wenn Antidepressiva in großem Stil unhinterfragt verordnet werden, gibt es doch Kritiker, die deren pharmakologische Wirkung grundsätzlich infrage stellen. In aufwendigen Metaanalysen vieler Studien fanden sich starke Argumente für einen überwiegenden oder sogar reinen Placeboeffekt (Kirsch 2009; Bschor 2013). Kritisiert wurde unter anderem eine nur geringe Differenz der Effektstärke zwischen Medikament und Placebo; des Weiteren können die Untersuchungsteilnehmer durch die fehlenden pharmakologischen Nebenwirkungen Hinweise bekommen, ob ihnen ein echtes Antidepressivum oder ein Placebo verabreicht wurde; auch können die statistischen Kriterien zur Messung des Therapieerfolgs in vielen Fällen kritisch hinterfragt werden. Ganz sicher geht ein sehr großer Teil der Wirkung auf den Placeboeffekt zurück. Inwieweit über den Placeboeffekt hinaus echte pharmakodynamische Wirkungen relevant sind, kann bei der derzeitigen Studienlage noch nicht abschließend beantwortet werden.

Seit den 1960er-Jahren ist die antidepressive Wirkung eines *Schlafentzugs* bekannt. Nach einer durchwachten Nacht kommt es bei einigen depressiven Patienten zu einer Verbesserung der Stimmung am Folgetag. Der Effekt hält aber nur kurz an. Die zur Behandlung saisonal abhängiger Depressionen (Winterdepression) eingesetzte *Lichttherapie* hilft bei ca. 60–90 % der behandelten Patienten innerhalb von 2–3 Wochen. Dafür wird eine helle Tageslichtlampe oder vergleichbare Lichtquelle für eine halbe bis mehrere Stunden täglich eingesetzt.

Bei der *Elektrokonvulsionstherapie* (Kasper, Baghai u. Padberg 2011) werden epileptische Anfälle ausgelöst. Sie kann bei schweren und therapieresistenten Depressionen mit Stupor und psychotischen Symptomen durchgeführt werden. In Kurznarkose wird sechs bis zwölf Mal mit einer Frequenz von zwei bis drei Mal wöchentlich ein epileptischer Anfall ausgelöst durch Applikation von Strom über am Kopf angelegte Elektroden. Die Ansprechrate liegt zwischen 75 und 95 %. Der Einsatz dieser Methode ist umstritten. Aus Sicht der Systemtheorie setzt die Elektrokonvulsionstherapie im biologischen System an und kann das psychische System nur irritieren. Sie ist damit per se weder positiv noch negativ zu bewerten.

Kombinationsbehandlungen mit *Psychotherapie* werden empfohlen.

Zur Behandlung der *Dysthymia* liegen nur relativ wenige Studien vor; eine antidepressive Behandlung wie auch Psychotherapie werden empfohlen (Laux 2011b).

2.3 Anthropologische Erklärungsmodelle und Interventionsansätze

Anthropologisch orientierte Modelle befassen sich mit dem Wesen des Menschen und dem subjektiven Erleben der Betroffenen und finden Anwendung vor allem bei schweren psychiatrischen Störungen. Ein Krankheitsmodell soll »die grundsätzlich tragische Existenz des Menschen in seinem Bemühen um Individualität und persönlichen Spielraum erfassen, das Dasein des Menschen in einer Realität von Mängeln, in den sozialen Bezügen, aber auch aller anderen Begrenztheit seiner Existenz bis hin zur Tatsache seiner Sterblichkeit« (Meißel 2004, S. 267).

Das depressive Erleben von Verlassenheits- und Versagensängsten führt nach Pfau (2004) zu Schuldgefühlen und vor allem Scham. Scham wird als leidensgemäße Seinsverfassung gesehen, in der man die eigene Objekthaftigkeit im Erblicktwerden durch andere erlebt und sich hilflos, ausgeliefert und schwach fühlt. Selbstgefährdung und Suizidgedanken können die Folge sein. In der therapeutischen Beziehung sollten deshalb Situationen vermieden werden, die beim Patienten Schamgefühle auslösen könnten. Um die Subjekthaftigkeit des Gegenübers zu bewahren, wird empfohlen, die Unmöglichkeit eines vollständigen Verstehens anzuerkennen und den Patienten in seiner Einzigartigkeit anzunehmen.

Ein anderer Aspekt ist der Zusammenhang zwischen Zeit- und Schulderleben in der Depression. Die innere Zeit verlangsamt sich bis zum Stillstand, während das Erleben einer Schuld anwächst, die nicht mehr abgetragen werden kann. Fuchs (2004) sieht in der Depression »eine Desynchronisierung oder partielle zeitliche Entkoppelung von Organismus und Umwelt bzw. von Individuum und Gemeinschaft« (a. a. O., S. 176). Laufende Veränderungen in der Umwelt erfordern immer wieder Anpassungsprozesse des Individuums, um den eigenen Lebensrhythmus mit der Umwelt zu synchronisieren. Der Tod von Angehörigen ist zu betrauern und das Leben danach neu einzurichten; unnötige Informationen sind zu vergessen oder zu verdrängen; beim Schlafen und Träumen werden Belastungen des Tages verarbeitet. Schuld kann durch Bereuen, Betrauern oder Sühne verarbeitet werden. Bei Depressiven versagen diese im Leben immer wieder notwendigen Resynchronisierungsprozesse mit den Veränderungen des Lebens. Stattdessen bleibt eine unveränderbare Schuld. Weil für Depressive die Verluste zu bedrohlich sind, können sie nicht in einen wirklichen Trauerprozess eintreten, ziehen sich aus sozialen Verpflichtungen zurück, koppeln ihren Lebensrhythmus von der Umwelt ab und tragen damit noch mehr zur Desynchronisierung bei. In der Therapie sollten die Resynchronisierungsprozesse wieder in Gang gebracht werden durch eine legitimierte

Schon- und Auszeit, eine Regelmäßigkeit im Tages- und Wochenverlauf, die Ausrichtung des Patienten auf Ziele hin und ein optimales Maß an Betätigung und Stimulierung; Trauerprozesse und die Bewältigung von anstehenden Rollenwechseln im Leben sollten gefördert werden.

2.4 Verhaltenstherapeutische Erklärungsmodelle und Interventionsansätze

Verhaltenstherapeutische Erklärungsmodelle (vgl. Hautzinger 2006; Zimmer 2000; Laux 2011b) gehen davon aus, dass Depressionen durch das Verhalten und spezifische Kognitionen ausgelöst und aufrechterhalten werden. Verschiedene theoretische Modelle und Therapietechniken wurden auf dieser Basis entwickelt.

Das *Modell der erlernten Hilflosigkeit* (Seligman 1992) nimmt an, dass Menschen durch frühere Erfahrungen der Hilf- oder Machtlosigkeit ihr Verhaltensrepertoire einengen, als unangenehm erlebte Zustände nicht abstellen, obwohl sie es könnten, und deshalb depressive Symptome entwickeln. Entscheidend ist die subjektive Ursachenzuschreibung; Depressive suchen die Ursache für Misserfolge eher bei sich als bei anderen, schreiben sie öfter zeitlich überdauernden Persönlichkeitszügen als vorübergehenden Umständen zu und generalisieren eher auf ihre globale Unfähigkeit, statt die jeweilige Situation zu bewerten.

Die *kognitive Theorie von Beck* (Beck 1986) betrachtet Depression als Folge verzerrter kognitiver Strukturen. Die kognitive Triade ist gekennzeichnet durch eine negative Sicht der eigenen Person, der Umwelt und Erfahrungen und der Zukunft. Schemata, d. h. stabile kognitive Muster, entwickeln sich im Lauf der Lebensgeschichte und sind dann latent vorhanden, bis sie durch externe Stressereignisse oder durch einen Affekt, der dem der prägenden Ursprungssituation ähnlich ist, erneut aktiviert werden. Kognitive Fehler sind unter anderem willkürliche Schlussfolgerungen, Übergeneralisierung, dichotomes absolutistisches Denken (Entweder-oder-Muster), Magnifizieren (Überbewerten) der Leistungen anderer und Minimieren der eigenen sowie »Sollte-Tyranneien«.

Depressive Menschen halten mit großer Zähigkeit an depressiogenen Grundannahmen fest. Solche Grundannahmen können zum Beispiel sein (Beck 1986, S. 279):

- Um glücklich zu sein, muss ich bei allem, was ich unternehme, Erfolg haben.
- Um glücklich zu sein, muss ich immer von allen Menschen akzeptiert werden.
- Wenn ich einen Fehler mache, bedeutet das, dass ich unfähig bin.
- Ich kann ohne dich nicht leben.
- Wenn jemand anderer Meinung ist als ich, bedeutet das, dass er mich nicht mag.
- Mein Wert als Mensch hängt davon ab, was andere von mir denken.

Diese depressiogenen Grundannahmen führen zu depressiven Verstimmungen. Wenn jemand meint, er müsse von allen Menschen akzeptiert werden, um glücklich zu sein, wird er unglücklich sein, weil die Akzeptanz von allen wohl nie eintritt.

Im *Selbstregulationsmodell von Kanfer und Hagermann* (vgl. Zimmer 2000, S. 386) wird von einer gestörten Selbstregulation Depressiver ausgegangen. Depressive nehmen in der Selbstwahrnehmung selektiv negative Aspekte wahr und blenden positive aus. Die Selbstbewertung fällt meist negativ aus, da sie sich unrealistisch hohe Ziele setzen, sich damit überfordern und diese nur selten erreichen. Bei der Selbstverstärkung überwiegt das Bestrafungsprinzip für Fehler, während Selbstbelohnungen nur selten erfolgen.

Ziel der *kognitiven Verhaltenstherapie* ist eine Korrektur dieser als dysfunktional angesehenen Gedankenprozesse. Mit einer wertschätzenden Haltung wird eine tragfähige therapeutische Beziehung aufgebaut. In einem »sokratischen Dialog« gelenkter Fragen werden die subjektiven Bedeutungen von Ereignissen erfasst und in einem »empirischen Dialog« immer wieder die negativ verzerrten Wahrnehmungen und Bewertungen an der objektiven Realität überprüft. In kleinen Schritten sollen befriedigende und verstärkende Aktivitäten angeregt werden. Ein Protokoll negativer Gedanken erfasst auslösende Reize und Situationen, Gefühle und Empfindungen, automatische Gedanken, alternative und angemessene Gedanken sowie ein erneutes Gefühlsurteil aufgrund der alternativen und angemessenen Gedanken. Der Patient wird angeleitet, die Gültigkeit seiner dysfunktionalen Schemata immer wieder zu überprüfen und zu besseren Kriterien für seine Selbstbewertung zu gelangen. Vor allem bei chronischen Depressionen ist die Erweiterung sozialer Fertigkeiten wichtig, weil mangelnde soziale Kompetenzen zur Depression beitragen wie auch Folge eines länger dauernden depressiven Rückzugs sein können. Folgende Problembereiche werden dazu analysiert: Wahrnehmung und Äußern persönlicher Wünsche und Bedürfnisse, Ablehnen unberechtigter Forderungen und Setzen eigener Grenzen, Wahrnehmung und Ausdruck von Ärger, Enttäuschung, Zuneigung, Trauer wie auch ein konstruktiver Umgang mit Kritik. Um auch die nonverbale Ebene einzubeziehen, werden Rollenspiele und systematische Rückmeldung und Verstärkung hilfreicher Verhaltensweisen durchgeführt. Wenn möglich, sollten die nächsten Angehörigen, meist die Partner, einbezogen werden, weil sich häufig depressiogene Verhaltensmuster beider Partner gegenseitig verstärken; dabei spielen fehlende soziale Kompetenzen der Partner oder vermehrte Aufmerksamkeit für klagendes Verhalten eine Rolle.

Eine Weiterentwicklung der kognitiven Verhaltenstherapie ist die *Mindfulness-based Cognitive Therapy for Depression (MBCT)* (Michalak u. Heidenreich 2005). Dabei werden gruppentherapeutisch Elemente der kognitiven Verhaltenstherapie, wie das Aufzeigen des Zusammenhangs zwischen Gedanken und Gefühlen, mit solchen des »Mindfulness-Based Stress Reduction Program« und kontemplativen sowie meditativen Methoden kombiniert. Das zentrale Element ist Mindfulness (Achtsamkeit). Damit ist eine Aufmerksamkeitslenkung auf den gegenwärtigen Augenblick gemeint mit einer liebevollen und akzeptierenden Zuwendung zu dem, was gerade da ist. Zum Beispiel liegen die Teilnehmer bei der Übung »Body Scan« auf einer Decke und konzentrieren sich auf ihre einzelnen Körperteile bis zur Wahrnehmung eines Gesamtkörpergefühls. Bei der Atemmeditation wird der Atem achtsam verfolgt. Es sollte ein Transfer auf Routinetätigkeiten des Alltags erfolgen, um diese in einer achtsamen Haltung auszuführen.

Eine weitere Form der Verhaltenstherapie, die speziell auf chronische Depressionen zugeschnitten ist, stellt das *»Cognitive Behavioral Analysis System of Psychotherapy« (CBASP)* dar (Schramm, Caspar u. Berger 2006). Weil chronisch depressive Patienten meist keine Veränderungsmotivation zeigen und denken, sie würden sowieso immer depressiv bleiben, soll die Veränderungsmotivation durch Demonstrationen in der Sitzung verbessert werden; der Patient soll dabei lernen, dass der Leidensdruck abnehmen kann, wenn er günstigere Verhaltensweisen zeigt. Durch eine Situationsanalyse soll der Patient die Konsequenzen seines Verhaltens erkennen. Der Therapeut analysiert das Übertragungsgeschehen in der Sitzung und bringt sich selbst in kontrollierter Weise ein, um Verhaltensänderungen beim Patienten zu fördern. Insbesondere sollte er eine komplementäre Reaktionsweise auf den Patienten vermeiden, also nicht für die Veränderung eines passiven Patienten Verantwortung übernehmen und bei einem feindseligen Beziehungsstil nicht feindselig reagieren. Nach einer Analyse dieses Geschehens können adäquatere Verhaltensweisen des Patienten erarbeitet werden.

2.5 Psychodynamische Erklärungsmodelle und Interventionsansätze

Psychodynamische Theorien gehen von einer frühkindlichen Mangelerfahrung im emotionalen Bereich aus mit der Folge eines Gefühls der Lebensunfähigkeit und eines mangelnden Selbstwertgefühls.

Bei der *Depression* (vgl. Kutter 1983; Reddemann 2000) wird ein ursprünglich traumatisches Erlebnis in der Kindheit angenommen. Wenn im späteren Leben ein wichtiges Ideal-Objekt, z. B. eine wichtige Bezugsperson, durch eine Enttäuschung oder einen realen Verlust nicht mehr zur Verfügung steht, wird das frühkindliche Trauma in der Erinnerung reaktiviert. Um den unerträglichen Zustand des Objektverlusts erträglicher zu machen, erfolgt eine »Abwehr«, bei der das verlorene Objekt, zu dem keine reale Beziehung mehr existiert, in das eigene Ich introjiziert wird. Introjektion bedeutet in der psychoanalytischen Theorie eine Einverleibung, die sich auf Werte und Normen beziehen kann, aber auch auf Objekte, d. h. Menschen oder Bezugspersonen. Die Idee ist, dass ein Mensch, der einen anderen liebt, diesen quasi in sein Ich aufnehmen muss. Durch diese Introjektion wird sowohl Trauer als auch Wut auf das verlorene Objekt vermieden und die Idealisierung kann aufrechterhalten werden. Das Ich zieht sich von der Umwelt zurück und erlebt einen Zustand von Hilflosigkeit und Ohnmacht. Die durch den Verlust ausgelöste Aggressivität des Über-Ichs (der inneren moralischen Instanz) richtet sich dann gegen das Ich mit der Folge von Selbstanklagen und Selbstentwertungen des Depressiven. Diese Selbstentwertung tritt dann an die Stelle der abgewehrten Trauer und Wut nach dem anfänglichen Objektverlust.

Bei der (in der Psychoanalyse als *neurotische Depression* bezeichneten) *Dysthymia* (vgl. Hoffmann u. Hochapfel 1991) liegt eine Fantasie vor, dass der betroffenen Person etwas Grundlegendes fehlt. Dies wird durch die Herstellung von ausgeprägten Abhängigkeitsbeziehungen kompensiert, ein »Anklammern« an den Partner mit der Folge von Beziehungsproblemen oder gar Trennung. Diese Frustrationen lösen dann Aggressionen mit Ärger oder Wut aus, die wegen des strengen Gewissens aber unterdrückt und gegen die eigene Person gewendet werden.

Neuere psychodynamische Ansätze beziehen die Bindungstheorie und neuere Säuglingsforschung mit ein. Mary Main (1997) unterscheidet vier Bindungstypen:

1. Bei der *sicheren Bindung* zeigen die Kinder, dass sie die Eltern während ihrer Abwesenheit vermissen; nach dem Zurückkommen der Eltern beruhigen sie sich schnell wieder. Sie zeigen ein angemessenes Nähe-Distanz-Verhalten.
2. Wenn Kinder während der Trennung keine Anzeichen von Belastung zeigten und nach der Wiedervereinigung ihre Bezugspersonen ignorierten und vermieden, wurden sie als *unsicher-ver-*

meidend beurteilt. Ein Zusammenhang mit zurückweisendem Verhalten der Mutter zu Hause wurde gesehen.

3. Als *unsicher-ambivalent gebunden* wurden Kinder beurteilt, wenn sie ständig damit beschäftigt schienen, wo die Bezugsperson war, aber unfähig waren, sich zu beruhigen, wenn die Bezugsperson wiederkam. Ihre Mütter verhielten sich zu Hause nicht vorhersagbar.
4. Eine *desorganisierte Bindung* wurde angenommen, wenn Kinder desorientierte, nicht auf eine Bezugsperson bezogene Verhaltensweisen zeigten, z. B. erstarrten oder schaukelten. Man nahm einen Zusammenhang mit Ängsten vor der Bezugsperson an.

In der Therapie wird dem Aufbau einer sicheren Bindung in der therapeutischen Dyade eine wichtige Bedeutung beigemessen (Reck u. Mundt 2002). Unter Fokussierung auf den zentralen Beziehungsmodus erfolgen Deutungen des Übertragungsgeschehens in der therapeutischen Beziehung. Da sich ähnliche Beziehungskonstellationen auch im Alltag des Patienten finden, werden die Interpretationen darauf ausgeweitet. Patienten sollen dazu befähigt werden, in ihren zentralen Beziehungsmodus Einsicht zu gewinnen und Verantwortung für dessen Entwicklung und Korrektur zu übernehmen. Bei schweren Depressionen sollte in der Akutphase eine »Anlehnung« des Patienten zur Erholung von realer Erschöpfung akzeptiert werden. Eine Entlastung von dem typischerweise hohen Erwartungsdruck, der sich auch in übertriebenen Besserungserwartungen zeigen kann, ist wichtig. Eine Auseinandersetzung mit der Überanpassung und eine Fokussierung auf entwicklungshemmende Konstellationen sollte folgen.

Die Psychoanalyse erfolgt im Liegen auf der Couch, zwei bis drei Sitzungen wöchentlich, insgesamt etwa 240 bis 300 Sitzungen im Verlauf von zwei bis vier Jahren. Die kürzere, im Sitzen einmal wöchentlich durchgeführte tiefenpsychologisch fundierte Psychotherapie begrenzt sich auf einen bestimmten Zentralkonflikt bei einem Gesamtumfang von 25 bis 100 Sitzungen.

3 Depression und Dysthymia aus Sicht der Systemtherapie

3.1 Depressive Störungen aus Sicht der früheren Systemtherapie (Kybernetik erster Ordnung)[5]

3.1.1 Erforschung der Kommunikation in Familien

In der frühen systemischen Ära ab etwa den 50er-Jahren des 20. Jahrhunderts wandte sich eine psychodynamisch orientierte Forschungsrichtung den Beziehungen und Kommunikationsformen innerhalb der Familien zu. Gregory Bateson entwickelte die Double-bind-Hypothese (Bateson 1969a), Watzlawick seine Kommunikationstheorie (Watzlawick, Beavin u. Jackson 1967) und Laing das Konzept der Mystifizierung (Laing 1984). Diese Forschung konzentrierte sich auf Familien mit einem schizophrenen Mitglied, während depressive Störungen nur eine untergeordnete Rolle spielten. Ein Beispiel für die damalige Forschung ist die Beschreibung von Paradoxien.

> »Die vielleicht häufigste Form, in der sich Paradoxien in zwischenmenschlichen Beziehungen ergeben können, ist die einer Aufforderung zu bestimmtem Verhalten, das seiner Natur nach nur spontan sein kann. Der Prototyp dieser Aufforderungen ist daher: ›Sei spontan!‹ Diese Art von Aufforderung versetzt den Empfänger in eine unhaltbare Situation, da er, um ihr nachzukommen, spontan in einem Kontext von Gehorsam, von Befolgung, also von Nichtspontaneität, sein müsste. Einige Variationen dieses Grundthemas sind:
> ›Du solltest mich lieben.‹
> ›Ich möchte, dass du mich mehr beherrschst.‹ (Forderung einer Frau

5 Kybernetik ist die Wissenschaft der Steuerung und Regelung. Die Kybernetik erster Ordnung strebt objektive Aussagen über Systeme und ihr Verhalten an, während die Kybernetik zweiter Ordnung als »Kybernetik der Kybernetik« das System beobachtet, das aus dem beobachteten System und dem Beobachter besteht (Simon, Clement u. Stierlin 2004, S. 196 f.).

> an ihren passiven Gatten)
> ›Es sollte dir ein Vergnügen machen, mit den Kindern zu spielen – wie anderen Vätern.‹
> ›Sei nicht so gehorsam!‹ (Eltern zu ihrem Kind, das sie für zu nachgiebig halten)
> ›Du weißt, dass es dir freisteht zu gehen; kümmere dich nicht, wenn ich zu weinen beginne.‹ (Aus einem Roman von W. Styron)«
> (Watzlawick, Beavin u. Jackson 1967, S. 184).

Die in dieser Zeit vorherrschende *Kybernetik erster Ordnung* ging von objektiv beschreibbaren Merkmalen und Prozessen sozialer Systeme aus. Die psychische Störung eines Familienmitglieds wurde als Ausdruck gestörter familiärer Strukturen oder Kommunikationen gesehen. Ziel der Familientherapie war eine Verbesserung der Struktur und Funktion der Familie. Als vorherrschende Richtungen entwickelten sich die strukturelle und die strategische Familientherapie.

3.1.2 Die strukturelle Familientherapie

Die von Minuchin (1977) in der zweiten Hälfte des 20. Jahrhunderts entwickelte *strukturelle Familientherapie* geht davon aus, dass jede Familie eine passende Struktur mit entsprechenden inneren und äußeren Grenzen braucht. Probleme entstehen, wenn diese Struktur nicht stimmt. Die Therapie zielt darauf ab, bessere Strukturen, insbesondere notwendige Grenzen, herzustellen.

Die Therapie basiert auf drei Axiomen: Erstens sei das seelisch-geistige Leben eines Individuums nicht ausschließlich ein interner Vorgang; es beeinflusse seine Umgebung und werde von ihr beeinflusst; zweitens würden Veränderungen der familialen Struktur zu Veränderungen im Verhalten und in den innerpsychischen Prozessen der Familienmitglieder beitragen; drittens werde auch das Verhalten des Therapeuten Teil des betreffenden Kontextes, sodass ein neues System, das therapeutische System, gebildet werde (a. a. O., S. 22).

Nicht eine individuelle Diagnose (wie z. B. Depression) leitet die Therapie, sondern die Familiendiagnose. Minuchin entwickelte ein von der Betrachtung der Familie als System abgeleitetes Schema der Funktionsweise der Familie. Nach seiner Vorstellung muss es eine Machthierarchie in der Familie geben, in der Eltern und Kinder jeweils unterschiedliche Autorität besitzen. Auch muss ein ausgewogenes Verhältnis hinsichtlich der Funktionen vorhanden sein; Mann und Frau müssen ihre gegenseitige Abhängigkeit akzeptieren und als Team zusammenarbeiten. Interaktionsmuster werden von den gegenseitigen Erwartungen der Familienmitglieder geprägt. Bei Abweichungen von den bewährten Mustern werden unter der Annahme einer Familienloyalität Manöver in Gang gesetzt, die Schuldgefühle auslösen. Ein Familiensystem differenziert sich in Subsysteme, wie Mann und Frau, Geschwister oder Mutter und Kind. Jedes Individuum gehört verschiedenen Subsystemen an und besitzt in ihnen jeweils unterschiedliche Macht und Fertigkeiten. So kann eine Frau in verschiedenen Subsystemen Mutter, Tochter, Schwester oder Tante sein und hat in diesen Subsystemen jeweils unterschiedliche Macht und Tätigkeiten auszuüben, wie z. B. Erziehung ihrer Tochter, Pflege ihrer Mutter usw. Die Grenzen eines Subsystems haben als Regeln die Funktion, die Differenzierung des Systems zu beschützen. Sowohl diffuse als auch starre Grenzen können in der Familie zu Problemen führen, auf die ein Mitglied, der sogenannte identifizierte Patient oder »Indexpatient«, mit Symptomen reagiert.

In der Therapie schließt sich der Therapeut der Familie an, um sie neu zu strukturieren, indem er neue Grenzziehungen anregt.

Das Fallbeispiel eines depressiven Patienten illustriert das Vorgehen (Minuchin 1977, S. 141 ff.).

Ein Ehepaar kommt in die Behandlung und beschreibt die Probleme des depressiven Mannes, der auf Recht und Logik pocht und sich in der Familie autoritär verhält. Um die dysfunktionale Beziehung der Partner zu blockieren, kritisiert der Therapeut den Mann mit dem Hinweis, dass er seiner Frau niemals gestatte, seine Niedergeschlagenheit wahrzunehmen und ihm zu helfen. Diese Intervention trägt den Bedürfnissen der Frau, ihm zu helfen, Rechnung. Das Paar ist bis zur zweiten Sitzung enger verbunden und bringt die Söhne mit. Es wird deutlich, dass Kinder und Mutter in einer Koalition verbunden sind und der Mann isoliert ist. Um die Koalition zwischen Mutter und Kindern aufzubrechen und eine Annäherung zwischen dem Mann und dem jüngeren Sohn zu erreichen, gibt der Therapeut die Aufgabe, der Mann müsse sich mindestens drei Mal in der Woche mit dem Sohn beschäftigen und seine Fähigkeiten zur klaren Analyse dazu einsetzen, den Sohn genau zu studieren und in der nächsten Sitzung dessen besondere Eigenschaften zu beschreiben.

Minuchin beschreibt sieben Kategorien neu strukturierender Manöver (a. a. O., S. 167):

Bei der *Inszenierung transaktionaler Muster* gibt der Therapeut klare Instruktionen, z. B.: »Sprechen Sie mit Ihrem Vater über dieses Thema.« Dann kann der Therapeut die Familienmitglieder in Aktion beobachten. Um die intrafamiliale Kommunikation in der Sitzung anzuregen, kann der Therapeut verlangen, dass die Familienmitglieder miteinander reden, und er kann sich selbst weigern, auf eine Anrede hin zu antworten; oder er kann den Raum verlassen, um die Familie durch den Einwegspiegel zu beobachten.

Durch eine Veränderung der Sitzordnung in der Therapie können in der Familie Nähe und Distanz verändert und *Grenzen gezogen* werden.

Der Therapeut kann in der Familie *Stress induzieren*, indem er gewohnte Kommunikationskanäle blockiert und anweist, wer in der Familie auf welche Fragen zu antworten hat. Unterschiede und verborgene Konflikte können angesprochen und damit sichtbar gemacht werden. Der Therapeut kann eine Veränderung bewirken, wenn er sich vorübergehend einem Familienmitglied oder Subsystem anschließt.

Aufgaben können sich auf die Sitzung beziehen, z. B.: »Ich möchte, dass Sie sich neben Ihre Frau setzen und ihre Hand nehmen, sobald Sie glauben, dass sie Angst hat.« Hausaufgaben sollen eine Veränderung der Familienstruktur anregen, wie z. B.: »Die ältere Tochter soll ihr Zimmer dreimal wöchentlich für mehrere Stunden geschlossen halten.«

Durch Aufgaben kann das *Symptom* heruntergespielt oder übertrieben werden.

> »Ein Ehepaar in mittleren Jahren kommt zur Therapie, weil die schweren Depressionen des Mannes ihn arbeitsunfähig machen. Der Therapeut stellt fest, dass dieses kinderlose Paar sich gegenseitig nicht in ausreichendem Maße unterstützt. Er deutet die Depressionen als die völlig richtige Einsicht des Mannes, dass er sein Leben vertan hat, und rät ihm, um den abgestorbenen Teil seiner Persönlichkeit zu trauern. In Übereinstimmung mit dem Glaubensbekenntnis der Familie empfiehlt der Therapeut, dass der Mann täglich acht Stunden lang klagen und trauern soll, während seine Frau ihm Essen bringen und ihn trösten muss. Der Mann weint drei Tage lang ununterbrochen, die nächsten vier Tage fühlt er sich gelangweilt. Seine Depression verschwindet, und er kehrt an seinen Arbeitsplatz zurück. Das Paar setzt die Therapie in dem Bewusstsein fort, dass nicht der Mann depressiv ist, sondern die gesamte eheliche Beziehung« (a. a. O., S. 183).

Die Aufgabe, das Symptom zu übertreiben, und die Einbeziehung der Frau hatten das individuelle Problem auch als Beziehungsproblem angegangen und durch gemeinsame Verhaltensänderungen gelöst.

Der Therapeut kann sich auf die vorherrschende *Gemütslage* in der Familie einstimmen oder sie selbst übertreiben, indem er sich zum Beispiel in einer Familie mit einer strengen Mutter noch aggressiver gegenüber den Kindern zeigt, um die Mutter zu einem sanfteren Umgang zu zwingen.

Wenn Eltern ihrer *erzieherischen* Aufgabe nicht gerecht werden, kann der Therapeut diese Funktionen vorübergehend übernehmen und beispielhaft vorführen als Modell für die Eltern.

3.1.3 Die strategische Familientherapie nach dem Mailänder Modell

Das frühe Modell der Mailänder Gruppe um Mara Selvini Palazzoli ist der *strategischen Familientherapie* zuzuordnen. Ausgehend von tiefenpsychologischen Prämissen, entwickelte die Mailänder Gruppe ein Modell psychotischer Störungen und beschäftigte sich dabei vor allem mit Essstörungen und Psychosen. Sie fasste die familiäre Kommunikation und das symptomatische Verhalten als Spiel auf. In der Familientherapie galt es, Strategien zu entwickeln, um dieses Spiel zu stören und neue Impulse für Veränderungen zu setzen. Die Therapeuten zeigten eine autoritäre Haltung und wollten die Familie mit ihrer Kompetenz und Fragetechnik blenden, um damit ihre Interventionen wirksamer zu gestalten. Sie entwickelten paradoxe Interventionen (Selvini Palazzoli et al. 1975), ritualisierte Verschreibungen (Selvini Palazzoli et al. 1979) und die zirkuläre Fragetechnik (Selvini Palazzoli et al. 1981).

3.1.4 Die frühen systemischen Ansätze aus heutiger Sicht

In der Phase der Kybernetik erster Ordnung wurden familiäre Muster beschrieben und das Denken für psychosoziale Zusammenhänge geöffnet. Verhaltensweisen der Familienmitglieder und familiäre Strukturen wurden analysiert und nach bestimmten Normen als gut oder schlecht klassifiziert. Die implizite Tendenz, die Familie als Verursacherin der psychischen Krankheit zu sehen, führte zu empörten Reaktionen von Angehörigenbewegungen, vor allem in den USA. In der therapeutischen Situation bestand ein starkes Machtgefälle zwischen den autoritär handelnden Therapeuten, die die Definitionsmacht über Richtig und Falsch für sich beanspruchten, und den Klienten.

Diese frühen systemischen Ansätze wurden in der Folgezeit hinterfragt und weiterentwickelt. Während die frühen Systemiker davon ausgingen, die Wahrheit über die Entstehung psychischer Störungen zu suchen und schließlich zu finden, wurden sowohl der Krankheitsbegriff als auch die prinzipielle Möglichkeit der Wahrheitsfindung in der von Ernst von Glasersfeld (1997) entwickelten Theorie des *radikalen Konstruktivismus* infrage gestellt. Danach können wir die Realität nie voll erfassen; unsere Vorstellungen werden vom Gehirn aus den Sinneseindrücken konstruiert und können nur mit anderen Vorstellungen verglichen werden, nie mit der Realität selbst. Mit diesen Vorstellungen, den sogenannten Wirklichkeitskonstruktionen, wird in der modernen systemischen Therapie gearbeitet.

Die Wirklichkeitskonstruktionen sind quasi »Geschichten«, die über bestimmte Phänomene, wie z. B. Symptome, erzählt werden. Sie vermitteln auch die Bedeutung, die diesem Verhalten gegeben wird, z. B. indem dieses als gestört oder krank bezeichnet wird. Mit narrativen Methoden werden dann zusammen mit den Klienten neue und hilfreichere Geschichten, d. h. Narrative, konstruiert. Eine kooperative therapeutische Kommunikation löst damit den früheren autoritären Therapiestil ab.

Dennoch bleiben die Beobachtungen der familiären Kommunikationsmuster aus der frühen systemischen Ära auch heute noch wertvoll. Sie können zur Hypothesenbildung benutzt und als Narrativ der Familie angeboten werden, um neue Impulse für bessere familiäre Lösungen zu geben. Auch mag hin und wieder eine paradoxe Aufgabe oder eine ritualisierte Verschreibung hilfreich sein, wenn die Intervention dem Patienten als eine von verschiedenen möglichen Aufgaben angeboten wird, sodass er selbst letztendlich über die Durchführung mitentscheiden kann.

3.2 Depressive Störungen aus Sicht der modernen Systemtherapie (Kybernetik zweiter Ordnung)

3.2.1 Die Kybernetik zweiter Ordnung

Während in der früheren systemischen Therapie mit der *Kybernetik erster Ordnung* objektive Aussagen über soziale Systeme angestrebt wurden, erweitert die moderne Systemtheorie den Beobachtungsrahmen und betrachtet das System, das aus dem beobachteten System sowie dem Beobachter besteht. Sie untersucht insbesondere die Rolle und den Einfluss des Beobachters (vgl. v. Foerster 1999). Man spricht dann von einer *Kybernetik zweiter Ordnung* (Simon, Clement u. Stierlin 2004, S. 196 f.). Mit der Kybernetik zweiter Ordnung wird die Vorstellung aufgegeben, es gäbe beobachterunabhängige objektive Merkmale und Prozesse eines von außen beschreibbaren Systems. Vielmehr werden die Unterscheidungen des Beobachters thematisiert.

3.2.2 Eine systemische Annäherung an depressive Störungen

Die Systeme des Lebens

Nach der Systemtheorie Luhmanns (1984) können im menschlichen Leben folgende Systeme unterschieden werden: Das biologische System umfasst den Körper, die Nervenzellen, das Gehirn; das psychische System sind das Bewusstsein, die Gedanken und Gefühle; das soziale System besteht aus Kommunikation und Verhalten (Abb. 1). Diese drei Systeme sind in einer Koevolution entstanden und nicht isoliert voneinander denkbar. Sie sind durch vielfältige Rückkopplungsprozesse, d. h. kybernetisch (v. Foerster 1999) miteinander verflochten. Für solche Systeme, die sich in einer sich dauernd verändernden Umwelt dadurch stabilisieren, dass sie sich selbst organisieren und mit der Umwelt weiterentwickeln, prägte Maturana (1982) den Begriff *autopoietische Systeme*. Autopoietische Systeme produzieren und reproduzieren die Elemente, aus denen sie bestehen, durch diese Elemente selbst: Biologische Systeme bestehen aus Zellbausteinen bzw. Zellen und bilden wiederum Zellbausteine und Zellen; psychische Systeme bestehen aus Bewusstsein, Gedanken und Gefühlen und bilden neue Gedanken und Gefühle; soziale Systeme, wie die Familie oder Gesellschaft, bestehen aus Kommunikation, die zu weiterer Kommunikation

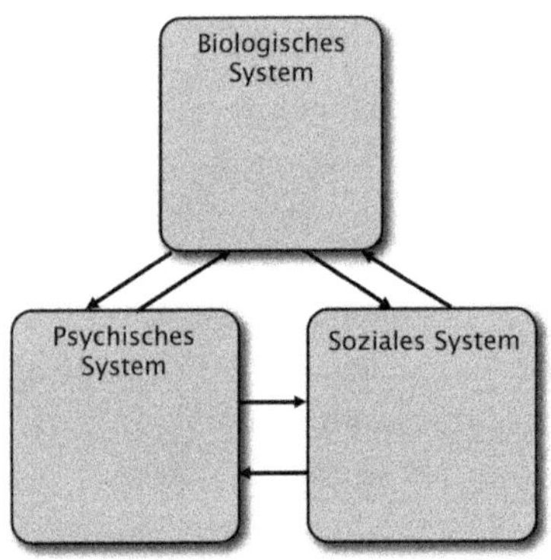

Abb. 1: Die Systeme des menschlichen Lebens (modifiziert nach Retzer 2011, S. 981)

führt und sich so aufrechterhält. Soziale Systeme bestehen nach Luhmann also nicht aus Menschen; so ist es für das soziale System Familie unwichtig, ob die Tochter ein Muttermal (das wäre das biologische System, der Körper) am Rücken hat; es wird nur dann wichtig, wenn die Tochter ihre Angst vor Hautkrebs äußert und es so in die Kommunikation einbringt. Luhmann (1984, S. 286 ff.) beschreibt die Beziehung zwischen diesen Systemen, die wechselseitig füreinander zur Umwelt gehören und sich gegenseitig Komplexität zur Verfügung stellen, als »Interpenetration«. Sie können einander irritieren; das irritierte System reagiert auf diese Irritation aber immer nach seinen eigenen Gesetzmäßigkeiten. Sie stabilisieren sich durch zirkuläre Prozesse, durch Rückkopplungen.

Störung und Krankheit

Nach dem üblichen Sprachgebrauch bedeutet »Störung« eine Abweichung vom erwarteten Normalzustand. Die Feststellung einer »depressiven Störung« setzt somit die Definition eines Normalzustands voraus und wird von einem Beobachter vorgenommen; das kann der Betroffene selbst, ein Angehöriger oder ein Arzt sein. Wenn der Betroffene selbst eine Depression bei sich beschreibt, beobachtet das psychische System (Bewusstsein, Gedanken und Gefühle) sich selbst und stellt einen veränderungsbedürftigen Zustand fest, der aus dem psychischen System selbst kommen muss: »Die Gefühlslage ist nicht in Ordnung« (vgl. Lieb 2014, S. 32). Eine solche Feststellung des psychischen Systems, sich selbst als gestört zu sehen, kann gemacht werden, wenn die biologischen oder sozialen Ressourcen nicht ausreichen, ein Problem in den Bezügen zur Umwelt zu lösen, also auf eine Veränderung zu reagieren; dann könnte eine mögliche Folgerung lauten: »Wenn ich das Problem nicht lösen kann, muss ich wohl selbst gestört sein.«

> »Ganz im Sinne seiner jeweiligen Eigenlogik reagiert ein System mit dem, was im Nachtrag als Störung bezeichnet wird, auf Veränderungen in seiner Umwelt, ggf. auch auf solche in sich selbst. Jede Störung ist demnach eine strukturdeterminiert angemessene Antwort auf eine vorausgehende Verstörung, die es zu bewältigen gilt« (a. a. O., S. 127).

Wird nun Hilfe im Gesundheitssystem gesucht, so wird die »depressive Störung« als Krankheit erklärt, der eine Funktionsstörung im psychischen oder biologischen System zugrunde liegt. Diese Zuschreibung und Erklärung ergibt Sinn, denn damit eröffnet sich in unserer Gesellschaft der Zugang zu einem umfangreichen sozialen, medizinischen und psychotherapeutischen Hilfesystem. Das ursprüngliche Problem, auf veränderte Umweltbedingungen zu reagieren, kann nun mit Unterstützung des Gesundheitssystems in einem anderen Kontext angegangen werden. Damit bleibt ein verändertes, aber in sich geschlossenes Gedankengebäude erhalten, an das sich folgerichtige neue Gedanken anschließen können, d. h., die Autopoiese des psychischen Systems kann sich fortsetzen.

> »Unter systemtheoretischer Perspektive meint dann psychische Störung oder Krankheit den Prozess, der die besonderen Operationen und Verhaltensweisen umfasst, die das psychische System im Sinne von Selbsthilfemechanismen einsetzt, um seine durch prekäre Kontextbedingungen gefährdete autopoietische Reproduktion aufrechtzuerhalten« (Schleiffer 2013, S. 16).

Dafür bietet die Medizin ein entsprechendes Repertoire an Diagnosen an. Diagnosen beinhalten *Beschreibungen* und Erklärungen für bestimmte Phänomene und sind nicht die Phänomene selbst. Die Beschreibung wird in den jeweiligen Diagnosekriterien des ICD-10 aufgelistet; die konventionelle medizinische Erklärung ist eine Funktionsstörung, d. h., aus den symptomatischen Verhaltensweisen wird geschlossen, dass der Betroffene ein »normales« Verhalten nicht zeigen kann.

Basierend auf Überlegungen des radikalen Konstruktivismus (v. Glasersfeld 1997) werden systemtheoretisch die medizinisch diagnostizierten »psychischen Störungen« oder »Krankheiten« nicht als Wirklichkeit, sondern als Zuschreibungen eines Beobachters aufgefasst, quasi als Etiketten für bestimmte Verhaltensweisen, die in der üblichen Kommunikation unserer Kultur nicht erklärbar sind; diese werden dann »Symptome« genannt. Somit werden in der Systemtheorie Diagnosen als Konstrukt beschrieben, das zu gewissen Zeiten und in bestimmten Situationen Sinn ergeben und für das (Über-)Leben eines

Individuums oder einer Familie hilfreich sein kann.

Die immer wieder gestellte Frage nach der »Ursache« einer Depression ist aus systemtheoretischer Sicht prinzipiell unentscheidbar. Bei der Komplexität der menschlichen Entwicklung und des Verhaltens spielen die Lebenssituation, die psychische Struktur und die biologischen Voraussetzungen des Nervensystems eine Rolle. Auch wenn sich gewisse Korrelationen zwischen biologischen oder sozialen Gegebenheiten und depressiven Symptomen finden lassen, ist doch eine objektive Zuschreibung von Kausalität grundsätzlich nicht möglich (vgl. Simon 2012).

Zusammengefasst entstehen also Symptome als Mechanismen des psychischen Systems zur Aufrechterhaltung der Autopoiese bei Gefährdungen durch veränderte Umweltbedingungen; im zweiten Schritt erfolgen dann die medizinische Krankheitszuschreibung und die Lösungssuche in dem neuen Kontext. In der systemischen Therapie geht man diesen zweiten Schritt wieder zurück: Man sucht - ggf. im sozialen Kontext - nach Problemen, für die das Symptom eine Lösung darstellen könnte. Da Probleme grundsätzlich Konstrukte des psychischen Systems darstellen, erfolgt auch diese Problemsuche in der systemischen Therapie im Rahmen einer vom Therapeuten und Patienten gemeinsam gestalteten Wirklichkeitskonstruktion (vgl. Schleiffer 2012, S. 26).

Dazu kann das im Folgenden beschriebene systemische Störungsmodell dienen. Es soll auf der Basis des radikalen Konstruktivismus (vgl. Abschnitt 3.1.4) ebenfalls als ein Konstrukt zur Beschreibung depressiver Phänomene verstanden werden. Aus systemischer Sicht ist dieses Modell im Vergleich zu den konventionellen Modellen nützlicher, weil es mit einem erweiterten Beobachtungsrahmen mehr Optionen für den Klienten und seine Familie eröffnet. Es geht davon aus, dass spezifische Muster und Prozesse bei bestimmten (als depressive Symptome beschriebenen) Denk- und Verhaltensweisen besonders häufig beobachtet werden können und dass bestimmte therapeutische Interventionen besonders geeignet sind, diese von den Klienten und ihren Familien als problematisch beschriebenen Muster zu stören und ihnen zu helfen, bessere Lösungen für ihre Probleme zu finden.

4 Ein systemisches Störungsmodell

4.1 Eine systemtheoretische Beschreibung

Zur Erklärung psychischer Störungen wird in der klassischen Psychiatrie üblicherweise das Vulnerabilitäts-Stress-Modell (Zubin u. Spring 1977) verwendet. Aus systemischer Sicht könnte Vulnerabilität (Verletzlichkeit) wertungsfrei als eine Neigung des psychischen Systems bezeichnet werden, bei bestimmten Irritationen durch das soziale oder biologische System bevorzugt mit Formen des Erlebens zu reagieren, die ein Beobachter (nach den Definitionen des Gesundheitssystems) als krankhaft einstufen würde. So entwickeln sich bei bestimmten Menschen in Krisensituationen bevorzugt depressive Verstimmungen, Antriebsarmut und Gedankenkreisläufe mit negativen Inhalten.

Das biologische System kann zu einer Vulnerabilität für psychische Störungen und zu deren Aufrechterhaltung beitragen, indem es durch Veränderungen der Struktur oder der Stoffwechselprozesse dem psychischen System für seine Operationen weniger Komplexität zur Verfügung stellt. So können genetische Anlagen oder auch Veränderungen der Gehirnentwicklung durch Missbrauchserlebnisse in der Kindheit (McGowan et al. 2009) die Anfälligkeit für psychische Störungen erhöhen.

Im psychischen System können problematische Denkmuster zu einer Vulnerabilität für psychische Störungen führen. Bateson (1969b) hat dafür den Begriff »erkenntnistheoretische Irrtümer« geprägt. So denken depressive Klienten zum Beispiel oft, ihr Wert als Mensch würde von dem abhängen, was andere über sie denken, und sie müssten von allen Menschen akzeptiert werden, um glücklich zu sein.

Im sozialen System kann eine Vulnerabilität für die Entstehung psychischer Störungen z. B. durch Traumatisierungen erfolgen. Nach einer Irritation durch traumatische Ereignisse stabilisiert sich das psychische System dann meist mit Wirklichkeitskonstruktionen, die vor weiteren Traumatisierungen schützen sollen, wie zum Beispiel mit

Misstrauen und depressivem Rückzug oder mit einer erlernten Hilflosigkeit (Seligman 1992).

Kommt zur Vulnerabilität eine besondere Belastung, dann stört dieser Stressor die gewohnten Prozesse in den Systemen. Das psychische System und damit gekoppelt das Verhalten (soziales System) reagieren dann mit Veränderungen, die als depressive Symptome bezeichnet werden können. Die so entstandenen depressiven Symptome stabilisieren sich in zirkulären Prozessen und können dadurch aufrechterhalten werden (Ruf 2005).

Im biologischen System kann folgender zirkulärer Prozess zur Stabilisierung der Störung beitragen: Werden bestimmte Gehirnareale z. B. infolge eines psychischen Rückzugs nicht benutzt, so werden entsprechende Verbindungen der Nerven (Synapsen) abgebaut (vgl. Hüther, Adler u. Rüther 1999), sodass es mit der Zeit immer schwerer fällt, wieder aktiv zu werden.

Im psychischen System werden z. B. bei der Entstehung und Aufrechterhaltung der Depression zirkuläre Prozesse angenommen: Die Angst vor einer Depression führt zu einer überbetonten Selbstbeobachtung. Fühlt man sich aus irgendwelchen Gründen einmal nicht gut, so kann die Befürchtung einer nahenden Depression zur Besorgnis werden, die die Stimmung verschlechtert; damit bestätigt sich die anfängliche Befürchtung mit der Folge einer noch schlechteren Stimmung usw. Schließlich führt dieser Depressionskreislauf (Ruf 2005) im Sinne einer sich selbst erfüllenden Prophezeiung wirklich in die Depression.

Herr Z. hatte schon mehrere depressive Episoden hinter sich. Als Auslöser für eine depressive Episode sieht er sein Grübeln, in das er immer kommt, wenn er mit depressiven Mitmenschen zu tun hat. Diese erinnern ihn an seine eigene frühere Depressionsphase und verschlechtern seine Stimmung, bis er wirklich das Vollbild einer Depression zeigt.

Der für therapeutische Interventionen wichtigste zirkuläre Prozess im sozialen System ist folgender: Durch das symptomatische Verhalten wird der Stressor ausgeschaltet, das verstärkt wiederum das symptomatische Verhalten und danach wieder die Ausschaltung des Stressors usw. (Abb. 2).

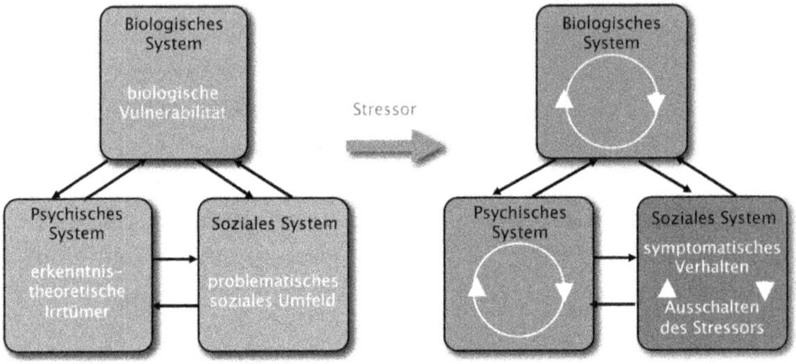

Abb. 2: Ein systemisches Modell psychischer Störungen (aus: Ruf 2013, S. 19)

Herr F. kam im Alter von 48 Jahren erstmals zur psychiatrischen Behandlung wegen Ängsten, depressiven Verstimmungen und Antriebsmangel infolge lang anhaltender beruflicher und privater Belastungen. Er bekam Antidepressiva, wurde sieben Monate lang krankgeschrieben und dadurch in dieser Zeit von seinen Stressoren entlastet. Nach der Wiederaufnahme seiner Arbeit wurde der Zustand wieder langsam schlechter. Vier Jahre später erfolgte wegen derselben Stressoren eine Krankschreibung von acht Monaten, die ihn wieder von den beruflichen Anforderungen entlastete. Nach einer erfolglosen Reha bekam er schließlich Rente bewilligt, setzte dann die Antidepressiva ab und meinte, Ruhe sei seine beste Medizin.

Ein Beispiel für einen zirkulären Prozess in der Familie ist die von Jürg Willi (1990) beschriebene Kollusion. Wenn z. B. ein Ehepartner sich besonders passiv verhält, gleicht das der andere durch besonders aktives Verhalten aus, aber dadurch wird der passive noch passiver, der aktive noch aktiver usw.

4.2 Das biologische System bei depressiven Störungen

Vorgänge im Gehirnstoffwechsel begleiten jede Aktivität im psychischen und sozialen System, wie auch jeder körperlichen Erkrankung psychische und soziale Auswirkungen folgen. Zu den Vorgängen im biologischen System liefert die biologisch orientierte Psychiatrie eine unüberschaubare Fülle an Forschungsergebnissen (vgl. Kapitel 2.2.1). Dabei ist wichtig zu betonen, dass wissenschaftlich lediglich statistische Korrelationen zwischen bestimmten biologischen Gegebenheiten und psychischen Symptomen festgestellt werden können, nie eine lineare Kausalität. Alle Kausalitätsannahmen sind Zuschreibungen eines Beobachters.

Bestimmte Gene scheinen bei der Depression relevant zu sein (Schumacher et al. 2002). Genetische Faktoren beeinflussen die Empfindlichkeit für den depressionsauslösenden Effekt belastender Lebensereignisse (Kendler et al. 1995).

Eine genetische Disposition zu depressiven Störungen kann vermutlich auch bei erlerntem Verhalten eine Rolle spielen.

Im Experiment kann man gelernte Hilflosigkeit bei Tieren auslösen, wobei dabei nie alle Tiere hilflos gemacht werden können. Vermehrt man hilflos gemachte Tiere im Experiment unter Inzuchtbedingungen, sind nach der elften Generation mehr als 80 % der Tiere spontan hilflos (Aldenhoff 1997).

Chronischer Stress aktiviert neuronale und neuroendokrinologische Systeme im Gehirn (Aldenhoff 1997).

Biologische Veränderungen können sich sowohl durch Antidepressiva als auch durch psychotherapeutische Interventionen zurückbilden. Der Genesungsprozess scheint eine Leistung des Gehirns zu sein, weil der Zeitverlauf der Verbesserung unabhängig von der Art der Behandlung (in einer Studie Placebo oder Antidepressiva) ist (a. a. O.).

4.3 Das psychische System bei der Depression

Ein *Depressionskreislauf* (Ruf 2005) kann bei leichten Verstimmungen in die Depression führen. Depressive Menschen haben oft die Idee, die erlebte oder befürchtete Depression bekämpfen zu müssen. Sie fokussieren dann ihre Aufmerksamkeit auf mögliche Hinweise einer nahenden Depression, die sie vielleicht »immer im Winter« erwarten. Wenn sie sich dann einmal schlechter fühlen und nun die Idee haben, das sei der Beginn einer Depression, fühlen sie sich natürlich noch schlechter; das bestätigt die Idee, dass eine Depression beginnt, sodass sie sich noch mehr deprimiert fühlen usw. So werden die Angst vor einer Depression und die damit verbundene ängstliche Selbstbeobachtung zu einer sich selbst erfüllenden Prophezeiung (vgl. das Fallbeispiel des Herrn Z. in Abschnitt 4.1) (Abb. 3).

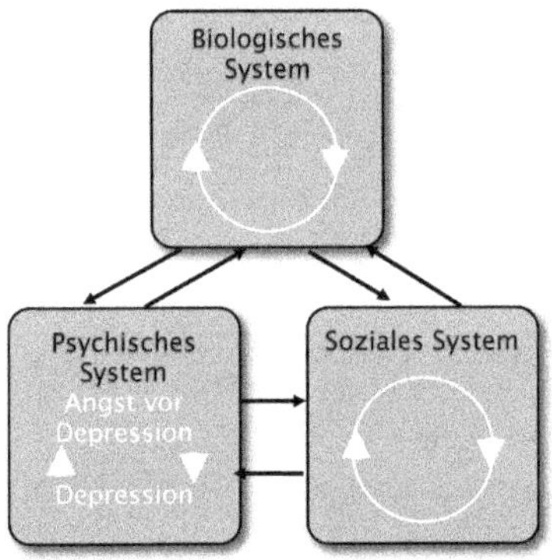

Abb. 3: Depressionskreislauf: Angst vor Depression führt zu Depression

Bei der Depression ist deshalb die Annahme einer vorherrschenden Angst vor Schwäche und depressiven Verstimmungen ein hilfreiches und im Gespräch anschlussfähiges Konstrukt.

Die Bewertung traumatischer Lebensereignisse (und nicht die Ereignisse als solche) trägt zur Konstruktion einer Lebensgeschichte (White u. Epston 1989; Gergen 2002) der eigenen Hilflosigkeit bei. Der Wahrnehmungsfokus ist außerdem eingeengt auf negative und enttäuschende Erfahrungen (Depressions-Trance, Schmidt 2001).

Ein Patient hat seinen Vater nie kennengelernt, da sich die Eltern vor seiner Geburt trennten. Der Suizid des als manisch-depressiv diagnostizierten Vaters während seiner Kindheit wurde tabuisiert und er erfuhr davon wie auch von schrecklichen früheren Verhaltensweisen des Vaters erst im Alter von achtzehn Jahren. Der Bruder des Patienten suizidierte sich einige Jahre später. Der Patient entwickelte aus dem Wissen um die Krankheit des Vaters und der Idee, dass der Suizid des Bruders ebenfalls auf eine depressive Erkrankung zurückzuführen sei, die Angst, selbst an einer Depression zu erkranken. Diese Angst und die kritische Selbstbeobachtung führten bei ihm zu rezidivierenden depressiven Verstimmungen (vgl. Ruf 2005, S. 176).

Extrem hohe Erwartungen (depressiogene Grundannahmen, Beck 1986) an sich selbst führen zwangsläufig zu Frustration und Versagensgefühlen. Die Patienten überlasten sich bis zur Erschöpfung und werden schließlich durch die Depression quasi zur Ruhe gezwungen, die sie sich dann wegen des Krankheitsetiketts ohne Gesichtsverlust gönnen können.

Die Idee, man könne die Depression »unter Kontrolle bekommen«, kann dazu führen, dass man den Lebenskontext ausblendet und seine Gedanken auf die negativ empfundenen Gefühle konzentriert. Da die aktive Kontrolle von Gefühlen grundsätzlich nicht möglich ist, führen diese Versuche zwangsläufig zu Misserfolg und Frustration mit der Folge verstärkter depressiver Verstimmungen.

Als zentraler Konflikt können Bedürfnisse nach einerseits Nähe und andererseits Distanz beschrieben werden. In der depressiven Phase und auch in Zeiten der Symptomfreiheit wird in diesem Konflikt nur die Seite der Nähe besetzt. Distanzwünsche werden nie offen gezeigt, um andere Menschen nicht zu enttäuschen (Abb. 4). Sie werden lediglich im inneren Rückzug gelebt, der wegen des damit assoziierten Krankheitsetiketts die Beziehungen zum Umfeld nicht gefährdet.

Abb. 4: Ambivalenz bei der Depression (aus: Ruf 2005, S. 176)

Die Methode der funktionalen Analyse (Luhmann 1984) befasst sich mit der Relation von Problem und Problemlösung. Schleiffer (2012, 2013) beschreibt mit dieser Methode die depressiven Symptome als Problemlösung. Im Sinne der systemischen Hypothesenbildung sieht er die theoretische Leistung der funktionalen Analyse darin, »ein überzeugendes Problem zu konstruieren, für das das zur Diskussion stehende Verhalten als Problemlösungsversuch angesehen werden kann« (Schleiffer 2012, S. 26).

Bei depressiven Störungen sieht Schleiffer eine »Selbstdeadressierung« als Grundproblematik. Wenn einem Verlusterlebnis die Bedeutung zugeschrieben wird, dass das Selbst von anderen zu wenig angesprochen, beachtet und gewürdigt, d. h. ungenügend »adressiert« wird, fühlt es sich nicht mehr der Rede wert, und die meist schon vorher vorliegende negative Selbstbeschreibung wird bestätigt. Wenn Bestätigung von außen ausbleibt, kommen Schamgefühle auf und signalisieren einen Wunsch, sich zurückzuziehen und zu verbergen. Wenn der Betroffene nun nach Gründen für die beschämende Situation sucht, bietet sich eine negative Selbstbeschreibung als Begründung für die fehlende Adressierung an. Der depressive Rückzug reduziert das Enttäuschungsrisiko. Depressive Menschen glauben, ihre Lebenserfahrungen kaum oder gar nicht kontrollieren zu können und der Welt eher passiv ausgeliefert zu sein. Sie konstruieren ihren Lebenslauf als eine Kette fortlaufender Katastrophen. Depressive Menschen ziehen sich in ihre eigene Gedanken- und Gefühlswelt zurück und reagieren nur verlangsamt oder gar nicht auf Anforderungen durch die Umwelt. Die Zeit bleibt quasi für sie stehen. Mit diesem verlangsamten Zeiterleben koppelt sich ihr psychisches System von der kommunikativen Umwelt ab. Sie werten sich selbst ab, bevor sie von anderen abgewertet werden könnten. Das Grübeln kann nützlich sein, um komplizierte soziale

Sachverhalte analytisch zu durchdenken. Die Depression verhilft auch zur Unterstützung durch andere trotz möglicherweise vorliegender Konflikte. Als Begründung für die jetzige unglückliche Lage wird eigenes Verhalten in der Vergangenheit als falsch und fehlerhaft interpretiert, um so die Lebensgeschichte wieder als sinnhaft zu verstehen. Eine aggressive Verteidigung dieser negativen Selbstbeschreibung bewahrt ein konsistentes Selbstbild und hilft dadurch, die eigenen Systemgrenzen zu bestätigen und souverän zu bleiben. Passivität schützt davor, etwas Falsches zu tun, und mindert insofern Angst. Hoffnungslosigkeit eliminiert Kontingenz[6] und vermindert ebenfalls Angst, weil sich keine sinnvolle Handlungsentscheidung anbietet: »Wenn alles hoffnungslos ist, gibt es keine Handlungsalternativen, und ich muss keine angstmachenden Entscheidungen treffen.« Der Rückzug aus der Kommunikation verhindert eine Korrektur der negativen Selbstbeschreibung und sorgt damit für eine Stabilisierung des depressiven Musters.

Die 47-jährige Frau T., kaufmännische Angestellte, hatte eine schwierige Kindheit. Nach dem beruflichen Wechsel in eine andere Abteilung ein Jahr zuvor entwickelte sie akute depressive Verstimmungen, Grübeln, Antriebsmangel und zunehmend schlechteres Selbstbewusstsein. Eine antidepressive Behandlung erbrachte keine wesentliche Besserung. Im ersten Therapiegespräch erklärte sie, ihr wesentliches Problem sei der fehlende Antrieb. Eigentlich müsste sie eine andere Stelle suchen und Bewerbungen schreiben, aber sie glaube nicht an sich, habe Angst und sei vergesslich; bei einem Vorstellungsgespräch würde man das merken. So wolle sie sich einem anderen Arbeitgeber nicht zumuten. »Ich würde dort anfangen, und die würden merken, dass es nicht so der Renner ist.«

Durch diese negativen gedanklichen Vorwegnahmen schützte sie sich vor der Enttäuschung einer Ablehnung. Auf meine Frage: »Wie läuft unser Gespräch?« entgegnete sie: »Mich ärgert, dass ich mich nicht richtig ausdrücken kann und dass ich das nicht sagen kann, wie ich denke oder fühle, vielleicht muss ich

6 Kontingenz bezeichnet die Handlungsmöglichkeiten und Freiheitsgrade eines Systems, genauer: die Möglichkeit, dass etwas sein könnte oder auch nicht sein könnte, also »weder notwendig noch unmöglich ist« (Luhmann 1984, S. 152).

mutiger sein.« So konnotierte sie alle ihre eigenen Handlungen nicht nur im Alltag, sondern auch im Therapiegespräch negativ, hier möglicherweise, um der kritischen Bewertung des Therapeuten zuvorzukommen. Das Problem, wofür die depressiven Symptome eine Lösung darstellen, könnte hier also die Angst vor Abwertung, Kritik und Zurückweisung sein.

Bei fundamentalen Gefährdungen des psychischen Systems können auch psychotische Symptome zur Rettung der autopoietischen Reproduktion verhelfen[7]. Wenn z. B. der depressive Rückzug aus der Kommunikation zu einer weitgehenden strukturellen Entkopplung von dieser Kommunikation führt, hat das psychische System Probleme, sich zu unterscheiden, weil es seine Identität nur über die Differenz zu anderen konstruieren kann. Die schlechte Selbstbeurteilung kann auch an dem Akt der Selbstbeobachtung zweifeln lassen und zu Sinnverlust führen: »Ich kann mich nicht einmal richtig beobachten. So ist mein Leben völlig sinnlos.« Kontingenz, also die Möglichkeit, dass die Selbstbeobachtung auch anders ausfallen könnte, scheidet aus. So kann sich ein depressiver Stupor[8] entwickeln mit starker psychomotorischer Hemmung und völligem Kommunikationsabbruch; das psychische System bekommt wegen des Kommunikationsabbruchs seine fremdreferenziellen (von außen kommenden) Informationen nur noch über den Körper, zum Beispiel über eine quälende Unruhe. Ein nihilistischer Schuldwahn[9] führt nach dem Sinnverlust wieder einen Sinn ein mit der wahnhaften Überzeugung, zu Recht von der Umwelt belangt und von der Kommunikation ausgeschlossen zu sein, und stellt somit eine Lösung im Hinblick auf den Sinnverlust dar.

7 Dann würde man nach der ICD-10 die Diagnose einer schweren depressiven Episode mit psychotischen Symptomen stellen.

8 Mit Stupor wird in der Psychiatrie eine Starrheit und Regungslosigkeit bezeichnet.

9 Nihilistisch bedeutet »verneinend«. Beim nihilistischen Schuldwahn kann neben extremen Versündigungs- und Schuldideen die Vorstellung vorherrschen, dass einzelne Organe, der Körper oder Gott nicht existieren, oder auch, dass nichts mehr existiert.

Wenn das schlechte Selbstbild keine Hoffnung auf Adressierung, d. h. Ansprache oder Zuwendung durch das Umfeld, zulässt und die Probleme als unlösbar gesehen werden, kann schließlich der Suizid als Problemlösung gesehen werden.

4.4 Das soziale System bei der Depression

Die Beziehungsgestaltung in Familien mit einem depressiven Mitglied zeigt oft charakteristische Muster und Besonderheiten, die von verschiedenen Autoren beschrieben wurden, jedoch nicht mit »Ursachen« im Sinne einer linearen Kausalität verwechselt werden dürfen.

> »Man kann allerdings korrelativ beschreiben, wie bestimmte Umwelten und Kommunikationsangebote zu bestimmten (z. B. ängstlich organisierten) Formen psychischen Erlebens führen« (Lieb 2014, S. 62).

Für die Hypothesenbildung in der Therapie kann es nützlich sein, die Möglichkeit solcher Muster und deren Rolle bei der Aufrechterhaltung der depressiven Symptomatik im Auge zu behalten.

In der Kindheit fehlen dem später depressiven Menschen meistens Geborgenheit und emotionale Versorgung durch die Herkunftsfamilie (zum Folgenden vgl. Ruf 2005; Linares u. Campo 2003; Reich 2003; Schmidt 2001; Reiter 1997). In der Familie herrschen starre Vorstellungen über gesellschaftliche Normen und Rituale vor. Man weiß, was richtig oder falsch ist, und hält eine Fassade einer ehrenhaften Familie sehr hoch. Das emotionale Klima ist kalt, die Beziehungen wirken höflich und oberflächlich.

Viele Eltern haben eine harmonische Partnerschaft und zeigen sich als perfekte Menschen. In manchen Fällen ist ein Elternteil dominant mit hoher Erwartungshaltung an die Kinder und den Partner, während sich der andere Elternteil als sich unterwerfend, schwach oder krank präsentiert. In wieder anderen Familien zeigt ein Elternteil eine ablehnende Haltung gegenüber dem Kind, während der andere die Rolle eines Pseudobeschützers übernimmt, aber die emotionalen Bedürfnisse des Kindes auch nicht wirklich erfüllt.

Wenn die Kinder die hohen elterlichen Erwartungen nicht erfüllen und sich unzulänglich zeigen, wenden sich die Eltern von ihnen ab. Die Drohung mit Liebesentzug bei von der Norm abweichenden Verhaltensweisen steht immer im Raum. Wenn die Eltern vorgeben, unter den Kindern zu leiden, induzieren sie Schuldgefühle und verstärken den Anpassungsdruck auf die Kinder. »Schuldgefühle können darauf hinweisen, dass eine bewusste oder unbewusste Systemregel verletzt wurde und dies als Schuld erlebt wird« (Lieb 2014, S. 65). Weil es für die Kinder unmöglich ist, den hohen Erwartungen der Eltern zu entsprechen, bekommen sie zwangsläufig Frustrations- und Versagensgefühle, schreiben sich dieses Versagen aber selbst zu, weil sie die Sichtweisen der Eltern internalisieren.

In der eigenen Partnerschaft sucht der später Depressive einen Ausgleich für die frühere emotionale Unterversorgung. Er sucht sich einen vertrauenswürdigen und selbstlosen Partner, der ihn versorgt, und macht sich von diesem abhängig, um eine Trennung zu vermeiden. In selteneren Fällen gerät er an einen Erpresser, der ihn ausnützt.

Eine Schwelle kann entstehen, wenn die hohen Erwartungen des Betroffenen an den Partner oder an andere Menschen enttäuscht werden. Auch wenn die Kränkung und Enttäuschung nicht durch den Partner, sondern durch andere Verwandte, Freunde oder den Arbeitgeber erfolgt, entwickeln sich ähnliche Verhaltensmuster nicht nur in jenem Umfeld, sondern auch in der Partnerschaft. Nachdem er sich jahrelang in abhängiger Form anpasste, um Streit und Trennung zu vermeiden, bewertet der Betroffene die Enttäuschung als Verrat und zieht sich gekränkt und depressiv zurück. Er stellt nun fest, dass er durch seine Symptome Macht gewinnt. Das soziale Umfeld kümmert sich mehr um ihn, er wird krankgeschrieben und am Arbeitsplatz und in der Familie geschont, bekommt irgendwann vielleicht einen Behindertenausweis oder Rente. Auch die Eltern, die früher Aufmerksamkeit und Wertschätzung versagt hatten, geben ihm nun Zuwendung, weil sie ihn als Kranken sehen.

Die enge Wechselwirkung zwischen Depression und Paarbeziehung wurde in verschiedenen Studien belegt. Eine zu Beginn der

Partnerschaft geringe Qualität der Paarbeziehung erhöht das Risiko depressiver Symptome. Eine geringe Partnerschaftszufriedenheit des Mannes lässt die Voraussage einer späteren Depression der Frau zu und umgekehrt. Eine depressive Symptomatik korreliert mit Konfliktvermeidung, wenn eigene Bedürfnisse in der Beziehung nicht angemeldet werden (von Sydow et al. 2007, S. 79).

Unabhängig von der auslösenden Enttäuschungssituation entsteht in der Partnerschaft eine schwierige Situation. Der Depressive erwartet vom Partner nun umso mehr die früher von den Eltern versagte Zuwendung, aber auch dieser kann trotz allen Bemühens die Depression nicht beeinflussen. Nun bestraft er den Partner durch seine depressive Hilflosigkeit für die Enttäuschung, weil dieser ihn nicht entsprechend seinen hohen Erwartungen unterstützt hatte. Ein Kreislauf entwickelt sich und trägt zur Aufrechterhaltung der Depression bei: Der Partner wendet sich dem Depressiven vermehrt zu; da diese Zuwendung erfolglos bleibt und nicht zur Besserung der Depression beiträgt, erlebt sich der Partner zuerst hilflos und entwickelt dann Schuldgefühle und eine Aversion, die er nicht offen ausdrückt, aber in seinem nonverbalen Verhalten vermittelt; das verstärkt die Depression des Betroffenen, dies wiederum die Aversion usw. Der Depressive wird zunehmend unfähig, die Beziehungsprobleme zu lösen, und kann Initiative dann nur noch durch depressiven Rückzug und autoaggressive Handlungen gewinnen.

Wenn depressive Menschen Kinder bekommen, setzen sie sich selbst (in ähnlicher Form wie früher ihre Eltern) unter Druck, perfekte Eltern zu sein, und bekommen Schuld- und Versagensgefühle, weil das zwangsläufig misslingen muss. Es fällt ihnen schwer, den Kindern auf einer spielerischen Ebene zu begegnen.

Schweitzer und von Schlippe (2006) beschreiben verschiedene Beziehungsmuster in Familien, die mit Depression korreliert sind. So können depressive Signale eine Aufforderung an den Partner darstellen, sich stärker zu engagieren. Das depressive Verhalten kann metaphorisch Vergangenes symbolisieren, z. B. die Erinnerung an einen Verstorbenen wachhalten. Unter einer mehrgenerationalen Perspektive betrachtet, zeigt sich manchmal in Therapien, dass Patienten, deren Eltern ein schweres Schicksal hatten, sich nicht trauen, es sich besser gehen zu lassen, als es den Eltern ging; oder sie nehmen die Gegenposition des ewig Helfenden an. Depressives Verhalten bindet auch den Partner. Perfektionsdruck, Konfliktfreiheit und Zusammenhalt sind die obersten Werte.

Die *Kommunikation* in den Familien ist nach einer zweiwertigen Logik im Sinne eines Entweder-oder-Musters strukturiert. Der Zentralkonflikt besteht zwischen dem Wunsch nach Nähe und Geborgenheit und andererseits dem Wunsch nach Distanz und Trennung. Weil man Trennung und Verluste befürchtet, vermeidet man aber jeden Konflikt. Man kann die möglichen Positionen in einem Tetralemma mit vier Feldern beschreiben (Abb. 5). Die von der Familie und den Angehörigen besetzten Positionen sind grau unterlegt. In die Kommunikation darf jeweils nur die Seite der Ambivalenz eingebracht werden, die von der Familie positiv bewertet wird: die Pro-Seite. Es ist allenfalls noch möglich, sich der Stimme zu enthalten (Weder noch), z. B. durch einen depressiven Rückzug aus dem Spannungsfeld (vgl. Simon 1995; Retzer 2004).

Pro (Patient, Angehörige) Zusammenbleiben, Nähe	**Sowohl Pro als auch Kontra**
Weder Pro noch Kontra (Patient, Angehörige) Stimmenthaltung	**Kontra** Trennen, Distanz

Abb. 5: Konfliktorganisation bei der Depression (aus: Ruf 2005, S. 181)

4.5 Das psychische System bei der Dysthymia

Bei Patienten mit der Diagnose Dysthymia ist die Annahme einer vorherrschenden Angst vor Harmonieverlust ein hilfreiches therapeutisches Konstrukt. Die Patienten leben mit der Wirklichkeitskonstruktion, sie seien auf ein harmonisches Zusammenleben mit anderen angewiesen und könnten Harmonieverlust nicht ertragen (Ruf 2005, 2013).

Die depressiogenen Grundannahmen (Beck 1986) sind geringer ausgeprägt als bei der Depression, aber man lebt auch hier mit der Annahme, man könne nur glücklich sein, wenn man von allen Menschen akzeptiert wird. Immer wieder vorkommende kleinere Enttäuschungen führen zu einer jahrelangen leicht depressiven Grundstimmung.

Eine Schwelle kann durch stärkere Kränkungserlebnisse entstehen, wenn man sich von anderen nicht mehr geachtet und geliebt fühlt. Um die Harmonie nicht noch weiter aufs Spiel zu setzen und sich konflikthafte Auseinandersetzungen zu ersparen, sucht man die Schuld dafür bei sich selbst. Wenn dann die erwarteten Belohnungen des Umfelds für das eigene Opfer der Aggressionsunterdrückung ausbleiben, wird das geringe Selbstwertgefühl noch weiter herabgesetzt. Rachegedanken führen zu Schuldgefühlen und werden ausgeblendet mit der Folge verstärkter depressiver Verstimmungen.

Die vorherrschende Ambivalenz zwischen aggressiven Durchsetzungswünschen und Wünschen nach Harmonie wird dann so organisiert: Im Gegensatz zur Depression ist hier ein innerer Konflikt erkennbar. Der Wunsch nach Durchsetzung mit aggressiven und abgrenzenden Impulsen wird zwar verbal geäußert, aber nicht gelebt, was man mit einer krankheitsbedingten Unfähigkeit, sich zu wehren, begründet. Die andere Seite der Ambivalenz, der Wunsch und Appell nach Harmonie, wird in der leichten depressiven Symptomatik deutlich und durch Schuldgefühle aufrechterhalten, die aggressive Verhaltensweisen unterbinden: Weil man sich nicht wehrt, lebt man die Seite der Harmonie und Nähe (Abb. 6).

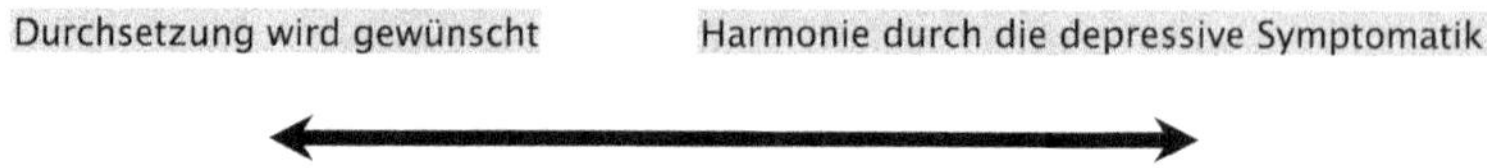

Abb. 6: Ambivalenz bei der Dysthymia (aus: Ruf 2005, S. 199)

Frau Schmidt[10] äußerte Angst, jemand könne sie nicht leiden, wenn er sie näher kennenlernen würde; sie warte passiv, bis andere auf sie zukommen würden, weil sie keine Fehler machen würde, wenn sie nicht aktiv sei. Sie wünschte, aktiver zu werden, hatte aber große Angst davor.

Man kann der depressiven Symptomatik und den damit meist verbundenen Schuldgefühlen die Funktion zuschreiben, dass sie den Patienten davor bewahren, durch seine Aggression anderen zu schaden. Für dieses Problem, anderen schaden zu können, stellt die Dysthymia die Lösung dar. Der Gewinn dieser Konfliktorganisation ist eine gewisse Harmonie durch das Vermeiden von Konflikten. Außerdem kann man die Verantwortung für den depressiven Rückzug ohne Gesichtsverlust abgeben, da ja die »Krankheit« und nicht der eigene Wille vorherrscht. Der Preis dafür ist aber eine Einschränkung der sozialen Umgangsformen und der Entfaltungsmöglichkeiten im Leben.

Man opfert sich quasi für die Harmonie in der Familie oder im Arbeitsumfeld auf und lernt somit nicht, Konflikte einzugehen und auszuhalten; das wiederum verstärkt die Angst vor Harmonieverlust in einem zirkulären Prozess.

4.6 Das soziale System bei der Dysthymia

In den Herkunftsfamilien von Patienten mit der Diagnose Dysthymia werden häufig andere Muster beobachtet als bei der Depression (vgl. zum Folgenden Linares u. Campo 2003; Ruf 2005; Schmidt 2001; Reich 2003). Auch hier soll betont werden, dass eine einfache Ursachenzuschreibung der Symptomatik auf die Kindheitserfahrungen nicht mög-

10 Bei Frau Schmidt wurde eine Therapie im Umfang von 23 Sitzungen, über drei Jahre verteilt, durchgeführt. Sie wird im Folgenden noch mehrfach erwähnt werden.

lich ist. Die statistische Korrelation bestimmter sozialer Muster mit der Diagnose eines Familienmitglieds kann aber in vielen Fällen zu therapeutischen Hypothesen anregen, die das Symptom als Lösung für eine bedrohte Autopoiese des sozialen Systems der Familie sehen.

Im Gegensatz zur harmonisch wirkenden Ehe der Eltern Depressiver ist die Ehebeziehung der Eltern von Patienten mit der Diagnose Dysthymia unharmonisch und konflikthaft. Die Eltern haben selbst Schwierigkeiten, Konflikte zu lösen. In ihren eigenen Machtspielen bieten sie den Kindern Allianzen an und bringen sie bei dieser »manipulierenden Triangulation« (Linares u. Campo 2003, S. 102) in Loyalitätskonflikte. Wenn das Kind die Einladung eines Elternteils annimmt, wird es durch den anderen Elternteil bestraft, was für das Kind einen Verlust darstellt und es frustriert. Während sich der alliierte Elternteil nachgiebig und mitfühlend zeigt, wertet der andere Elternteil das Kind immer wieder ab. Wegen eines diesbezüglich unsteten Verhaltens der Eltern lernt das Kind nicht, Nähe und Distanz in Beziehungen richtig einzuschätzen und zu regeln.

Die Eltern von Frau Schmidt hatten in ihrer Kindheit oft gestritten. Der Vater war beruflich viel unterwegs und abwesend. Die Mutter machte sie zu ihrer engsten Vertrauten, hatte dabei eine »subtile Art zu manipulieren«, machte ihr immer wieder ein schlechtes Gewissen und meinte, sie müsse wegen ihr Beruhigungsmittel nehmen. Bei den häufigen, zudringlichen Fragen der Mutter zog sich die Patientin innerlich zurück. Nach der Scheidung der Eltern ging es der Mutter nicht gut, sodass sich die Patientin in der Pflicht sah, sich immer wieder mit ihr zu unterhalten und sie zu stützen. Sie hörte ständig den Satz: »Mädchen können das nicht.« Wenn jetzt Anforderungen auf sie zukommen, steckt sie »den Kopf in den Sand, um nichts mehr mitzukriegen«, und schiebt alles vor sich her.

Eine Schwelle stellt die Adoleszenz und Ablösung von den Eltern dar. Infolge seiner früheren Frustrationen sucht der spätere Patient einen Ausgleich und tendiert dazu, an andere Menschen unverhältnismäßig hohe Erwartungen zu stellen, die zwangsläufig wieder frustriert werden und zu seiner Einsamkeit beitragen und depressive Verstimmungen auslösen können.

In der späteren Partnerschaft sucht der Betroffene im Gegensatz zum Depressiven nicht nach einem Beschützer, weil er sich gerade von einem exzessiv beschützenden Elternteil ablöst. Er möchte einen gleichwertigen Partner, mit dem er frei von Manipulationen leben kann. Durch Veränderungen der Lebenssituation, wie zum Beispiel die Geburt eines Kindes oder die Kündigung der Arbeitsstelle, kann sich der spätere Patient zurückgesetzt fühlen und die Ehe aus dem Gleichgewicht geraten. Er versucht nun, wieder eine gleichwertige Position in der Ehe zu erkämpfen. In die entstehenden Machtspiele werden dann die Herkunftsfamilien einbezogen. Ein konflikthaftes Dreieck kann mit den Schwiegereltern entstehen; Menschen, die aus triangulierenden Familien stammen, gehen häufig (wenn der Partner ein ähnliches Familienmuster erlebt) konfrontierende Beziehungen zu dem mit dem Partner alliierten Elternteil und eine Allianz mit dem antagonistischen Elternteil ein.

Nach den Kindheitserfahrungen werden Wünsche des Partners nach Zuneigung oft als Machtausübung fehlinterpretiert und mit Machtbekundungen gekontert mit der Folge von symmetrischen Eskalationen. Das emotionale Klima ist explosiv. Vor der völligen Eskalation aber werden die Konflikte dann wieder abgeschwächt.

Ein chronifizierendes Muster kann entstehen, wenn der Partner die klagende Bitte um Zuneigung als Forderung wahrnimmt und ablehnt. Der Patient reagiert dann mit Wut und Kritik, woraufhin der Partner sich aggressiv zurückzieht. Beim Patienten löst dies Traurigkeit und Hemmung aus, was wieder zu Zuneigung und zur Annäherung des Partners führt und die Traurigkeit des Patienten bessert (Linares u. Campo 2003, S. 117) (Abb. 7).

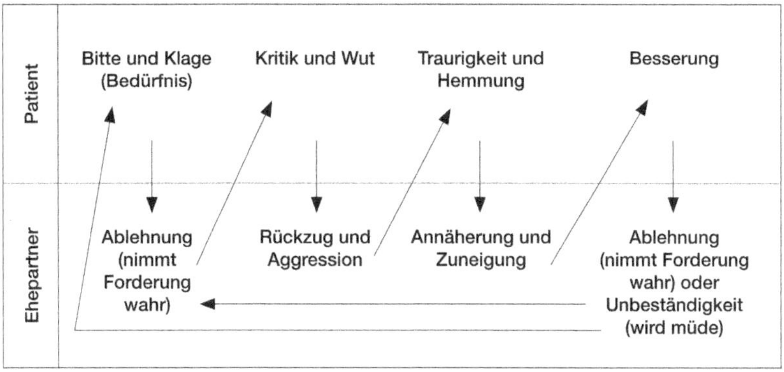

Abb. 7: Chronifizierendes Muster bei Dysthymia (aus: Linares u. Campo 2003, S. 117)

Ein zirkulärer Prozess zwischen dem psychischen und dem sozialen System bildet sich heraus. Der Patient stellt aus Angst vor Harmonieverlust vor einer Eskalation immer wieder die eigenen Bedürfnisse zurück, zum Teil versteckt hinter verbalen und nonverbalen Vorwürfen und Anklagen. Er lernt dadurch nicht, auf andere Weise und ohne Umweg über die depressiven Symptome mit Konflikten umzugehen, und macht nicht die Erfahrung, dass er auch Konflikte »überleben« kann. Das verstärkt wiederum die Angst usw. (Abb. 8).

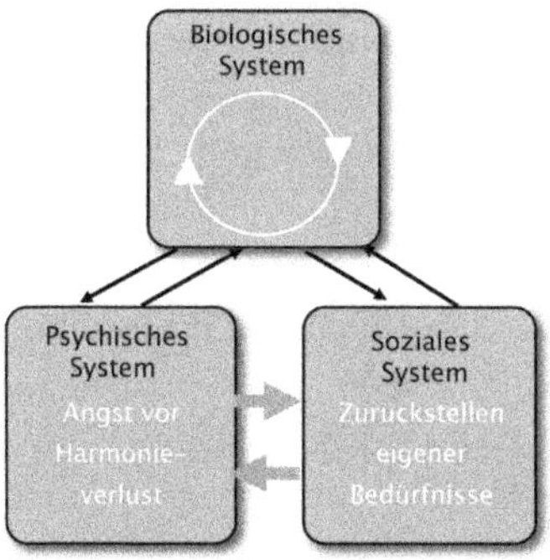

Abb. 8: Zirkulärer Prozess bei Dysthymia

4.7 Wege zur Chronifizierung

Bei depressiven Patienten kommt es häufig zur Chronifizierung. Aus systemischer Sicht trägt dazu neben dem Patienten auch sein Umfeld einschließlich des Gesundheitswesens und der professionellen Helfer bei (Schweitzer-Rothers 1996; von Schlippe u. Schweitzer 2012). Die Prozesse, die dazu führen, sind den Beteiligten häufig nicht bewusst.

Die Wirklichkeitskonstruktionen des Patienten und seiner Familie spielen dabei eine wesentliche Rolle. Das Krankheitsetikett ist attraktiv, weil es den Patienten und seine Familie von Schuldgefühlen und Verantwortung für das Verhalten entlastet. Weil der Patient nicht selbst für seine symptomatischen Verhaltensweisen verantwortlich gemacht wird, können sich alle gegen die »Krankheit« zusammenschließen, sodass eventuell vorhandene Spannungen und Streitigkeiten in den Hintergrund rücken. Damit verbunden ist allerdings der Preis der Einflusslosigkeit auf das Geschehen, weil man gegen die angenommenen stoffwechselbedingten oder erblichen Krankheiten nichts tun kann, außer medizinische Behandlung, Fürsorge und Pflege anzubieten.

Beim Patienten selbst kann die Aufmerksamkeitsfokussierung auf die Vergangenheit, das Vermeiden von Zukunftsplanungen und das Ausblenden von Unterschieden zwischen gestern und heute den Status quo zementieren und Veränderung hemmen. Die eigene Sichtweise als hilfloses Opfer einer problematischen Vergangenheit und die Idee, das würde auch in Zukunft so bleiben, können genauso dazu beitragen wie die Sichtweise des eigenen Verhaltens als Folge von Defiziten und nicht als Ausdruck von aktiven Lebensentscheidungen. Der Mangel an Zukunftsvisionen verstärkt noch die depressive Antriebsarmut.

Depressive Patienten leben häufig in einer Partnerschaft. Dann spielen die oben (Abschnitte 4.4 und 4.6) beschriebenen Interaktionsmuster eine wichtige Rolle bei der Chronifizierung.

5 Systemische Therapie depressiver Störungen

5.1 Prinzipien

5.1.1 Das Setting

Die systemische Haltung und Vorgehensweise kann in (sozial-) psychiatrischen, psychotherapeutischen, paartherapeutischen oder familientherapeutischen Gesprächen oder Beratungen sowohl im ambulanten als auch im stationären Bereich eingesetzt werden.

Beim Setting werden die Wünsche und Ziele des Klienten berücksichtigt. Wenn er in einer Familie lebt, sollte diese parallel zu anderen Therapieformen immer einbezogen werden, zumindest zu informativen Gesprächen, bei entsprechenden Zielen auch im Rahmen einer Familientherapie. Findet eine solche statt, umfasst sie meistens wenige Sitzungen in größeren Abständen, z. B. vier Wochen oder mehr.

Die meisten Patienten wünschen eher eine Einzeltherapie als eine Familientherapie, um sich von der Familie unabhängiger zu machen. Deshalb repräsentieren die Fallbeispiele dieses Buches auch überwiegend Einzeltherapien. Eine Einzeltherapie hat üblicherweise einen Umfang von fünf bis zwanzig Sitzungen mit etwa vierwöchentlichen Abständen, wobei eine hohe Flexibilität möglich ist in Abhängigkeit von der Vorgehensweise des jeweiligen Therapeuten und des vorliegenden Therapieauftrags.

In einer Akutsituation hat sich die Wirklichkeitskonstruktion einer »Krankheit« bewährt, was Schonung, Entlastung von sozialen Aufgaben und medikamentöse Maßnahmen beinhaltet. Eine zusätzlich oft sinnvolle Distanzierung vom sozialen Umfeld kann in einer Klinik geschehen.

Der Leser mag in diesem Buch die Beschreibung »schwerer Fälle« vermissen. Diese Kategorisierung in »schwere« oder »leichte« Fälle wird in der systemischen Therapie nicht vorgenommen. Schon die Idee, ein Fall sei »schwer«, kann Hoffnung auf Veränderung nehmen, zur Unterlassung von Problemlösungsversuchen führen und damit als sich selbst erfüllende Prophezeiung zur Chronifizierung beitragen.

Aus systemischer Sicht kann auch eine Symptomatik mit lange andauernden oder akuten Symptomen als Ausdruck einer Krise angesehen werden, und die Symptome können als (möglicherweise unbewusster) Versuch des Betroffenen betrachtet werden, ein schwerwiegendes Problem im psychischen oder sozialen System zu lösen.

Der Wunsch nach einer systemischen Therapie entsteht oft nicht in akuten depressiven Zuständen, sondern nach einer Besserung der Symptomatik, um das Erlebte zu reflektieren und neue Zukunftsperspektiven zu entwickeln. Dann kann eine systemische Therapie bei entsprechendem Wunsch des Patienten oder seiner Familie auch bei »schweren Fällen« zu besseren Lösungen in Bezug auf Denkmuster, Lebensgestaltung und Zusammenleben verhelfen, die eine depressive Symptomatik quasi überflüssig werden lassen und ein Leben ohne Depression ermöglichen.

5.1.2 Kundenorientierung

Entsprechend einer Kundenorientierung (Schweitzer 1995) geht man bei der systemischen Therapie davon aus, dass der Patient normalerweise selbst am besten entscheiden kann, was gut für ihn ist. Behandlungsangebote können nur dann hilfreich sein, wenn sie mit seinen Sichtweisen kompatibel sind. Sonst wird er sie ablehnen und anderswo Hilfe suchen. Der Patient ist der Auftraggeber, und er wird mit seinen Anliegen ernst genommen.

Wir sollten also grundsätzlich, wenn ein Patient ein mit Gesprächen lösbares Problem annimmt, therapeutische Gespräche anbieten. Sollte er hingegen kein in Gesprächen lösbares Problem sehen und sich seine Motivation auf die medikamentöse Behandlung oder auf Unterstützung in der Alltagsbewältigung beschränken, sollte diese dann zunächst auch erfolgen. Eine Infragestellung des Krankheitskonzepts kann sich anschließen (vgl. Abschnitt 5.1.3).

Die 53-jährige Frau D. kam in Begleitung ihres Mannes in die Praxis. Sie sei seit zwei Monaten antriebslos, komme morgens nicht aus dem Bett, schlafe viel und könne ihren Haushalt fast nicht mehr machen. Sie hatte ein Lebensmittelgeschäft mit drei Angestellten und die Familie mit zwei Kindern zu versorgen. Ihr Wunsch an die Behandlung war, »dass es wieder aufwärtsgeht«. Auf die Frage, worauf sie ihr Problem zurückführe, wusste sie keine Antwort, vielleicht sei es Überlastung, sie arbeite aber schon seit zwei Monaten nicht mehr. Ich verordnete ein Antidepressivum und empfahl beim zweiten Sprechstundengespräch, sie solle sich Gedanken machen und beobachten, ob es Hinweise gebe, dass eine Psychotherapie hilfreich sein könnte. Stimmung und Antrieb besserten sich allerdings unter der antidepressiven Behandlung allmählich, sodass sie damit zufrieden war und das Angebot einer Psychotherapie nicht mehr aufgriff. Nach drei Jahren kam es zur Vollremission. Das Antidepressivum wurde zur Rezidivprophylaxe weiter verordnet.

In jedem Fall sollte der Auftrag auch während der Behandlung immer wieder neu geklärt werden. Das kann eine Erörterung der Chancen und der vom Klienten vielleicht vergessenen oder nicht bedachten Risiken der Auftragserfüllung beinhalten. Wenn z. B. der Auftrag lautet, in einer Familie Konflikte zu lösen, könnte infrage gestellt werden, ob denn die Zeit dazu schon gekommen sei oder ob es für die Beziehungen noch besser sei, diese nicht anzusprechen und die damit verbundene innere Anspannung zu ertragen, auch wenn diese mit dem Preis depressiven Erlebens verbunden sein sollte. Dann kann sich der Klient besser entscheiden und die Verantwortung für die Auftragserteilung und die möglichen Folgen übernehmen. Kundenorientiertes Vorgehen bedeutet, dem Patienten möglichst viel Verantwortung und damit auch Entscheidungsfreiheit für seine Lebensgestaltung zu überlassen, ohne ihn damit zu überfordern.

Zwei Einschränkungen gelten für das Prinzip der Kundenorientierung: Erstens stößt die Kundenorientierung an ihre Grenzen, wenn Patienten durch ihr Verhalten sich selbst oder andere gefährden; hier geht es in erster Linie um Schutz durch soziale Kontrolle und nicht um Problemlösung; dieser Schutz kann normalerweise nur in der Klinik gewährleistet werden. Zweitens bedeutet Therapie, neue Sichtweisen einzuführen, um die beklagten Probleme durch eine Erweiterung des Möglichkeitsraums zu lösen. Heinz von Foerster formulierte dies als ethischen Imperativ: »Handle stets so, dass die Anzahl der Wahlmöglichkeiten größer wird« (von Foerster 1999, S. 41). Neue Sichtweisen weichen zwangsläufig vom bisherigen Denken und den Erwartungen des Klienten ab und führen damit zu einer Erwartungsenttäuschung, die gut dosiert sein sollte; wenn sie zu gering ausfällt, ändert die Therapie nichts; wenn sie zu groß ist, fühlt sich der Klient unverstanden und bricht die Therapie ab.

5.1.3 Infragestellung des Krankheitskonzepts

Wie bereits oben beschrieben, gilt »Krankheit« oder »Depression« als Konstrukt, das Sinn ergeben, aber auch einschränken und behindern kann. Eine Kommunikation über dieses Konstrukt kann helfen, den willentlich beeinflussbaren Bereich des Patienten zu vergrößern.

Watzlawick unterscheidet zwischen Veränderungen erster und zweiter Ordnung. Veränderungen erster Ordnung innerhalb des Krankheitskontexts (vgl. Abschnitt 5.4.1) geschehen unter der Annahme, die Störung des Patienten beruhe auf einem Defizit im körperlichen oder psychischen Bereich, und bedeuten damit einen »Wechsel von einem internen Zustand zu einem anderen innerhalb eines selbst invariant bleibenden Systems« (Watzlawick, Weakland u. Fisch 1974, S. 29 f.). Lösungen zweiter Ordnung hingegen erfolgen auf einer Metaebene als ein »Wechsel, der das System selbst ändert« (a. a. O., S. 30) und gehen mit einer Dekonstruktion der bisherigen Denkweisen einher.

> »Die Operationen einer Dekonstruktion haben nur selten etwas damit zu tun, dass der Patient oder dessen Zuweiser von Diagnosen oder vom Diagnostizieren Abstand nehmen. Viel bedeutsamer ist, ob und wie die Logiken einer Diagnose und ihrer Entscheidungsprämissen in Therapien verstört bzw. dekonstruiert werden [...]. Es bedeutet [...], einen dekonstruierenden Dialog in Gang zu setzen [...]. Das Dekonstruieren als Metamethode ist mehr eine Kunst, denn eine Technik, weil sie jedes Mal neu an vorhandene Weltkonstruktio-

> nen (z. B. Diagnosen) ankoppeln muss. Entsprechende Interventionen müssen an die vorhandenen Konstruktionen und Sinnstrukturen eines Systems ankoppeln« (Lieb 2014, S. 145 f.).

Durch das Angebot von Umdeutungen wird das Problem aus dem Bezugsrahmen des Pathologischen herausgehoben und ihm eine andere Bedeutung gegeben; es erfolgt ein Reframing (von engl. *frame* = Rahmen), sodass Veränderungen möglich werden, obwohl die konkrete Sachlage unverändert bleibt.

Mit dem Patienten kann die Frage besprochen werden, welche Konsequenzen es hätte, wenn seine Verhaltensweisen als Ausdruck einer Krankheit oder alternativ als steuerbare Handlung angesehen würden. Bei geschilderten Symptomen kann gefragt werden, welchen Unterschied es machen würde, wenn diese nicht als »vom Himmel gefallene« Depression, sondern als normale Folge eines ungelösten Konflikts eingestuft würden. Welche Konsequenzen hätte das für den Patienten oder für seine Familie? Würde er dann den Konflikt ansprechen? Wäre das gut oder schlecht? Was wäre besser daran, die Depression als Folge einer Störung des Gehirnstoffwechsels anzusehen?

5.1.4 Lösung von Problemen

Die systemische Therapie berücksichtigt die Kontexte (vgl. Kapitel 5.4), in denen Symptome als Lösungen von Problemen erscheinen können, und relativiert damit das Konstrukt »Krankheit«. Bei entsprechendem Auftrag des Klienten hat sie das Lösen von Problemen zum Ziel.

»Problem« kann definiert werden als »etwas, das von jemandem einerseits als unerwünschter und veränderungsbedürftiger Zustand angesehen, andererseits aber auch als prinzipiell veränderbar angesehen wird« (von Schlippe u. Schweitzer 2012, S. 158). Probleme müssen nicht Ausdruck einer Dysfunktion sein, sondern können zufällig infolge einer Verkettung unglücklicher Umstände entstehen und problematische Kommunikationen nach sich ziehen; das Problem erschafft dann ein problemdeterminiertes System oder Problemsystem (Anderson u. Goolishian 1990; Goolishian u. Anderson 1997). So dreht sich in der Familie z. B. alles um das Problem »Depression«. Die Wirklichkeitskonstruktionen und Handlungen rund um das Problem sind mit Leiden verbunden. Das Problem gilt als gelöst, wenn die Betroffenen (Patienten, Klienten, Familien) meinen, es sei gelöst.

In psychotherapeutischen oder psychiatrischen Arbeitsfeldern können vonseiten der Klienten verschiedene Probleme geäußert werden, so zum Beispiel: die Depression, die Antriebsarmut, die familiären Probleme, das fehlende Selbstbewusstsein, die Schlafstörung und innere Unruhe, die mangelnde Wirkung der Medikamente, die fehlende Belastbarkeit bei der Arbeit, die Ablehnung des Rentenantrags usw.

Ein Problem kann im Therapiegespräch konstruiert werden, wenn der Patient kein Problem beschreibt und der Therapieauftrag in der Beseitigung von Symptomen besteht. Für das so zu konstruierende Problem sollte das symptomatische Verhalten als Problemlösungsversuch angesehen werden können (vgl. Schleiffer 2012, S. 26). Zum Beispiel kann bei der Schilderung des Symptoms »Antriebsarmut« häufig das Problem konstruiert werden, dass aggressive Verhaltensweisen den familiären Zusammenhalt gefährden würden; dann dient die Antriebsarmut dem Familienfrieden.

Wenn der Auftrag, das Problem zu lösen, erfüllt ist, kann die systemische Therapie beendet werden. Der Therapeut sollte sich an den Auftrag des Klienten halten und nicht zum Problem machen, was für den Klienten keines ist. So wird es zum Beispiel für den Therapeuten anstrengend, »die Depression zu heilen«, wenn der Patient diese nicht als Problem definiert und nicht den Wunsch äußert, sich von ihr zu verabschieden, sondern nur eine Unterstützung für seinen Rentenantrag erwartet.

Wenn der Patient nur ein Medikament gegen die Schlafstörung möchte, beschränkt sich der Auftrag an den Arzt lediglich darauf, und die möglicherweise zugrunde liegende Arbeitsbelastung wird nicht als Problem definiert. Anschließend können neue Sichtweisen angeboten werden, die ein zugrunde liegendes Problem konstruieren. Zum Beispiel könnten Gespräche angeboten werden, um die Kontexte der

Schlafstörung zu klären und Verhaltensänderungen zu erarbeiten, die zu einem besseren Schlaf führen könnten. Daraufhin kann der Patient seinen Auftrag überdenken und gegebenenfalls neu formulieren.

Manche Patienten definieren ihren laufenden Rentenantrag als Problem und erwarten vom Therapeuten, dass dieser nach einer Psychotherapie die Schwere ihres Krankheitsbilds für den Rentenversicherer bestätigen kann. Da diesem Wunsch nur nach einer zwangsläufig erfolglosen Therapie entsprochen werden kann, muss der Therapeut entscheiden, inwieweit er unter Berücksichtigung seines Arbeitskontextes diesen Auftrag annehmen möchte. Alternativ könnte er auch vor den Folgen einer erfolgreichen Therapie warnen: Eine Heilung schließt natürlich eine Rentengewährung aus.

Die im Folgenden beschriebenen Prinzipien und Methoden der Problemlösung werden in Abhängigkeit von der jeweiligen Problemlage, der vorherrschenden Ambivalenz und dem Auftrag des Patienten eingesetzt. Sie überschneiden sich.

5.1.5 Ressourcenorientierung

Die systemische Haltung ist ressourcenorientiert. Man traut dem Klienten zu, dass er prinzipiell in der Lage ist, seine Probleme zu lösen und sich zu verändern, aber bisher gute Gründe hatte, sich nicht zu verändern. Eine vertrauensvolle Beziehung zwischen Therapeut und Patient ist die Grundlage für ein gemeinsames Suchen nach besseren Lösungen. Die bisherigen Lösungsversuche des Patienten für sein Leben sind mit Respekt anzuerkennen und auch explizit zu würdigen und positiv zu konnotieren.

Frau P. beklagte ihre Verhaltensweisen, die nicht gut für sie seien. Sie passe sich an, vergesse sich und versuche, für andere Menschen da zu sein, obwohl sie dabei ausgenutzt werde. Mehrere Versuche, sich zu ändern, seien erfolglos gewesen. Sie falle immer wieder in alte Muster. Ich entgegnete, dass ihr Verhaltensmuster wohl eine große Attraktivität für sie haben müsse. Sie würde von anderen anerkannt, erntete Lob und vermied Ärger.

5.1.6 Neutralität

Neutralität als therapeutische Haltung

Das systemische Konzept zur Würdigung der Ambivalenzen des Klienten oder seiner Familie ist Neutralität. Eine neutrale Haltung (Selvini Palazzoli et al. 1981; Retzer 2002) des Therapeuten ermöglicht dem Patienten, selbst Entscheidungen zu treffen. Der Patient wird als Person ernst genommen und respektiert, wenn man ihm zutraut, selbst den richtigen Weg für sich zu finden und Verantwortung für sich zu übernehmen. Man kann im psychiatrischen und psychotherapeutischen Bereich folgende Formen von Neutralität unterscheiden: Konstruktneutralität, Veränderungsneutralität, soziale Neutralität und Methodenneutralität.

Konstruktneutralität

Bei der Konstruktneutralität steht die Respektlosigkeit (Cecchin, Lane u. Ray 1993) gegenüber Bewertungen und Theorien, insbesondere Lebensentwürfen und Krankheitstheorien, im Mittelpunkt. Man kann hypothetisch verschiedene Wirklichkeitskonstruktionen auf die Situation des Patienten anwenden und die jeweiligen Vor- oder Nachteile bzw. Konsequenzen durchsprechen. So könnte die vorliegende psychiatrische Störung als vom Patienten beeinflussbares Verhalten oder als erbliche Krankheit erklärt werden, was zu jeweils unterschiedlichen Reaktionen der Familienmitglieder führen würde. Es wird nicht die Wahrheit, sondern die Nützlichkeit verschiedener Konstrukte diskutiert.

Eine Konstruktneutralität kann sich in folgenden Fragen niederschlagen:

»Angenommen, Sie würden Ihre Depression nicht als Folge einer Stoffwechselstörung, sondern als Ausdruck einer Lebenskrise sehen: Was würden Sie dann anders machen?«

»Angenommen, Ihre Frau hätte gute Gründe, sich depressiv zurückzuziehen: Was würde das für Ihre Ehe bedeuten?«

Veränderungsneutralität

Bei der Veränderungsneutralität geht es um die vom Therapeuten nicht zu entscheidende Frage, ob Veränderung oder Nicht-Veränderung für den Patienten besser sei. Dies impliziert auch die Entscheidung für oder gegen eine Psychotherapie, die mit Veränderung verbunden sein kann.

Wie wichtig die eigene Veränderungsmotivation ist, zeigen die nicht seltenen Fälle, in denen Patienten schon bei Behandlungsbeginn eine Besserung angeben, die nach ihrem Entschluss zur Veränderung entstanden ist. In mindestens zwei Dritteln der Fälle beschreiben Klienten Veränderungen vor Aufnahme der Therapie (Weiner-Davis, de Shazer a. Gingerich 1987; de Shazer 1991). Auch eine Krise kann aufrütteln und die Selbstheilungskräfte mobilisieren.

Die 36 Jahre alte Frau V. kam mit dem Wunsch nach Psychotherapie zu mir. Sie hatte eine schwierige Kindheit mit Scheidung der Eltern hinter sich und war seit Jahren depressiv verstimmt und innerlich unruhig. Ihre eigenen Bedürfnisse stellte sie hinter die des Mannes und der Tochter zurück. Nach dem Vorgespräch erlitt sie im Urlaub beim Langstreckenflug nach Australien eine Lungenembolie, die sie nur knapp überlebte. Dieses bedrohliche Ereignis brachte sie zum Nachdenken über sich und ihr Leben, und sie entschloss sich zur Trennung von ihrem Mann. Im nachfolgenden Sprechstundengespräch meinte sie, die Embolie habe sie wachgerüttelt und sie sei stolz auf sich, nun selbst ihr Leben geändert zu haben. Sie räumte im Bekanntenkreis auf und nahm sich vor, nur noch Dinge zu machen, die ihr guttun. Ihr Leitspruch wurde: »Gib jedem Tag die Chance, der schönste deines Lebens zu werden!« Eine Psychotherapie war nicht mehr notwendig.

Die Entstehung einer Motivation für Veränderung bzw. für die Beibehaltung des Status quo ist ein komplexer und nicht immer bewusst ablaufender oder steuerbarer Vorgang, den man mit der Metapher der Waage beschreiben kann (Miller u. Rollnick 2004) (Abb. 9).

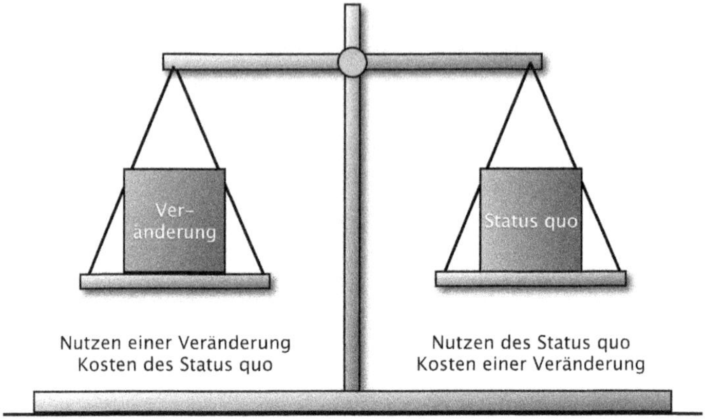

Abb. 9: Die Waage der Ambivalenz (modifiziert nach Miller u. Rollnick 2004, S. 34)

Wenn der Status quo einen hohen Nutzen bringt und die Kosten einer Veränderung und die damit verbundenen Risiken zu hoch sind, sinkt die Waagschale zugunsten des Status quo. Man bezeichnet die positiven Auswirkungen einer psychischen Störung auch mit dem Begriff »Krankheitsgewinn«. In der Psychoanalyse nennt man die Entlastung von der inneren Konfliktspannung »primären Krankheitsgewinn«; die sozialen Vorteile durch die Symptome »sekundären Krankheitsgewinn«.

Frau H. mit der Diagnose einer rezidivierenden depressiven Störung klagte seit Jahren über Ängste und depressive Verstimmungen. Sie berichtete, sie wolle nicht mit ihrem Mann schlafen, wenn sie Angst habe. Wenn er ihre Unlust auf ihre Krankheit Depression zurückführe, würde er sie in Ruhe lassen. In Zeiten ohne Angst würde er allerdings schlimmer reagieren, wenn sie nicht mit ihm schlafen wolle; dann denke er, sie wollte ihn beherrschen. Mein Vorschlag einer Paartherapie wurde von ihr mit der Bemerkung abgelehnt, das würde ihr Mann nicht mitmachen.

Dansak (1973) bezeichnet den Gewinn für das soziale System als »tertiären Krankheitsgewinn«. So hat zum Beispiel der Ehemann eine Lebensaufgabe darin gefunden, seine depressive und antriebsarme Frau zu versorgen, den Haushalt zu machen und sie regelmäßig zum Arzt zu bringen; dabei fühlt er sich gebraucht und hat eine erfüllende Tätigkeit in seiner Rente gefunden. Bei einem solchen Gewinn durch die Symptomatik fehlt die Motivation zu einer Veränderung. Man betont immer wieder die Nicht-Beeinflussbarkeit der Symptome, bevorzugt ein biologisches Krankheitsmodell und ist mit einer regelmäßigen psychiatrischen Behandlung und Betreuung zufrieden.

Frau Q., 73 Jahre alt, war in den letzten 30 Jahren wegen einer rezidivierenden depressiven Störung neun Mal stationär behandelt worden und hatte zwei ambulante Psychotherapien hinter sich. Sie lag tagsüber meist im Bett, und ihr Mann machte den Haushalt. Meine Empfehlung einer Paartherapie wie auch mehrfache Vorschläge einer erneuten stationären oder teilstationären Behandlung wurden nicht angenommen, obwohl sich der Zustand über Jahre nicht änderte. Sie und ihr Mann sind mit der regelmäßigen Einnahme der Antidepressiva zufrieden und wollen nichts ändern.

Es kann aber auch sein, dass der Patient oder seine Familie unter dem Problem, der Symptomatik oder der von Fachleuten gestellten Diagnose sehr leidet und sich von einer Veränderung seines Lebens eine Besserung verspricht. Vielleicht wurde er beruflich degradiert oder erlebt starke Nebenwirkungen der Medikamente. Dann erhofft er sich von einer Veränderung, z. B. mithilfe einer Psychotherapie, eine wesentliche Besserung. Hier sind die Kosten des Status quo hoch und von einer Veränderung wird ein hoher Nutzen erwartet. Die andere Waagschale sinkt und es besteht eine starke Veränderungsmotivation. Ein solcher Patient wird nach Lösungen seiner Probleme suchen und vielleicht eine Psychotherapie oder Familientherapie beginnen. Er wird zu einem Problemlösemodell tendieren und keine unveränderliche genetische Störung, sondern eher ein durch Behandlung lösbares Problem sehen. Das systemische Vorgehen klärt und würdigt diese Ambivalenzen und versucht, bei der jeweils vorliegenden Motivation des Klienten anzukoppeln.

Soziale Neutralität

Soziale Neutralität bedeutet, bei Gesprächen mit verschiedenen Familienmitgliedern die verschiedenen Positionen nebeneinander stehen zu lassen, ohne selbst Position zu beziehen. Inwieweit man als Therapeut letztendlich neutral war, entscheidet der Patient bzw. die Familie.

Die Herstellung einer sozialen Neutralität kann am besten mit negativ gestellten Fragen erfolgen, indem man die Bedingungen eines Neutralitätsverlusts erfragt.

»Wie könnte ich es erreichen, dass Ihr Mann glaubt, ich stehe eher auf Ihrer Seite? Was müsste ich tun, damit Ihre Frau denkt, ich würde für Sie Partei ergreifen? Wer von Ihnen wird es mir als Erster bekannt geben, wenn er mich als parteilich für jemanden erlebt, und wer wird es auf jeden Fall für sich behalten?«

Der Therapeut erfährt dadurch, welche Verhaltensweisen er unterlassen sollte. Er kann sich noch das Versprechen geben lassen, dass die Beteiligten bekannt geben, wenn sie ihn nicht mehr als neutral erleben.

Verführungsstrategien der Familie, die den Therapeuten zu diesen Verhaltensweisen bewegen könnten, können erfragt werden.

»Wie schafft es die Mutter normalerweise, andere von ihrer Meinung zu überzeugen?«

Methodenneutralität

Speziell in der psychiatrischen Sprechstunde hat sich eine Methodenneutralität (Ruf 2000) bewährt, d. h. eine Neutralität bezüglich der Frage, welche Behandlungsmethode für den Patienten sinnvoll sein kann. Wenn aus Sicht des Behandelten prinzipiell mehrere Methoden indiziert sein könnten, wie z. B. Gespräche, Medikamente, Einzel-, Paar- oder Familientherapie, traut man dem Patienten zu, die Frage des Vorgehens selbst zu entscheiden und gegebenenfalls auch zu korrigieren, wenn sich die Wünsche ändern.

Grenzen der Neutralität

Grenzen der Neutralität sind erreicht, wenn der Therapeut nach seinen eigenen ethischen und moralischen Grundsätzen nicht mehr neutral sein kann oder auch gesetzlich nicht sein darf. Die Grenze kann beim Thema Suizidalität, Gewalt, Kindeswohlgefährdung oder Gerechtigkeit relevant werden, z. B. wenn zwischen den therapeutischen Sitzungen Gewalt in der Familie ausgeübt wird. Wenn der Therapeut dabei eine neutrale Haltung vor sich selbst oder rechtlich nicht mehr verantworten kann, wird er im Gespräch mit dem Patienten zu einem moralischen Diskurs über die Fragen gut/böse wechseln oder gar rechtliche Maßnahmen ergreifen. Eine Beendigung der Suizidalität oder Gewalt ist in jedem Fall vorrangig (vgl. Kapitel 5.4.1).

5.1.7 Anbieten hilfreicherer Wirklichkeitskonstruktionen

Basierend auf der Annahme, dass die Wirklichkeitskonstruktionen des Patienten wesentlich zum Problem beitragen, sollten diese eingehend exploriert werden.

»Worauf führen Sie Ihr Problem zurück? Wieso ist das Problem trotz Ihrer bisherigen Lösungsversuche noch nicht gelöst? Was hat bei Ihren bisherigen Problemlöseversuchen/Psychotherapien gefehlt?«

Die in der klassischen Psychiatrie übliche defizitorientierte Sichtweise depressiver Störungen hat ihre Berechtigung und ist sinnvoll, wenn Schonung und Vergünstigungen durch Gesundheitswesen und Sozialversicherungen vorrangig sind und hilfreiche Interventionen ermöglichen. Dazu gehören Krankschreibung, Finanzierung einer Psychotherapie, eine Psychopharmakabehandlung, Klinikbehandlungen, Rehabilitationsleistungen oder Rente.

Zu einer Erweiterung der Denk- und damit der Handlungsoptionen verhelfen ressourcenorientierte Wirklichkeitskonstruktionen. Wenn sich das Denken und die Kommunikation auf die Depression eines Familienmitglieds einengen, kann man ressourcenorientiert die

Sichtweise eines sinnhaften symptomatischen Verhaltens anbieten, z. B. das Symptom als Fähigkeit, als Lösungsversuch für ein Familienproblem. Hinter der Depression wird dann ein Problem sichtbar. Man kann gemeinsam mit dem Patienten oder der Familie die Vor- und Nachteile der verschiedenen Sichtweisen diskutieren und überlegen, ob es bessere Lösungsmöglichkeiten für das Problem geben könnte.

Situationen werden so umgedeutet, dass neue Handlungsoptionen auftauchen. Durch die Umdeutung wird dem Problem eine andere Bedeutung gegeben; es erfolgt ein Reframing, d. h., man stellt es in einen neuen Rahmen, indem man das problematische Verhalten in einen anderen Rahmen stellt, der das Problem als Ressource erscheinen lässt, z. B. als Lösungsversuch in einer problematischen Familiensituation. Damit entstehen auf einer Metaebene Veränderungen zweiter Ordnung, also ein »Wechsel, der das System selbst ändert« (Watzlawick, Weakland u. Fisch 1974, S. 30). Die Umdeutung kann nur dann hilfreich sein und vom Klientensystem angenommen werden, wenn sie sich mit seinem Denken und seiner Wirklichkeitskonstruktion vereinbaren lässt.

Beispielsweise stehen bei einem Patienten das Leiden unter einer problematischen Vergangenheit und seine Selbsteinschätzung als Versager im Vordergrund seines Denkens und Lebens. Ein ressourcenorientiertes Reframing wäre die neue Wirklichkeitskonstruktion, er habe sein Leben nach den Tiefschlägen immer wieder als Stehaufmännchen gemeistert. Damit ändert sich primär nicht sein Leben, sondern auf einer Metaebene seine Sichtweise darüber. Mit der neuen Sichtweise fühlt er sich besser.

Die 35-jährige Frau W. (Abb. 10) mit der Diagnose Dysthymia klagte in der Sprechstunde über seit Jahren bestehende Probleme mit dem Selbstbewusstsein. Aktuell habe sie massive Probleme mit der Familie, insbesondere mit der dominanten Mutter. Schon seit längerer Zeit sei alles aus den Fugen geraten. Vor einem Vierteljahr habe sie der Mutter ihre Meinung gesagt und dann den Kontakt zu den Eltern abgebrochen. Jetzt habe sie die Frage, wie sie beim bevorstehenden Geburtstagsfest des Sohnes und an Weihnachten mit den Eltern umgehen solle. Am besten wäre, wenn ein unbeteiligter Dritter beim Gespräch

mit den Eltern dabei sein könne und der Mutter zu verstehen helfe, dass sie erwachsen ist. Ihr Mann sei auf ihrer Seite, er leide aber auch. Da das Problem die ganze Familie betraf, empfahl ich vorerst ein Paargespräch bei meiner Frau, die als Familientherapeutin in der Praxis mitarbeitet.
Zwei Wochen nach diesem Erstkontakt fand das Paargespräch statt.

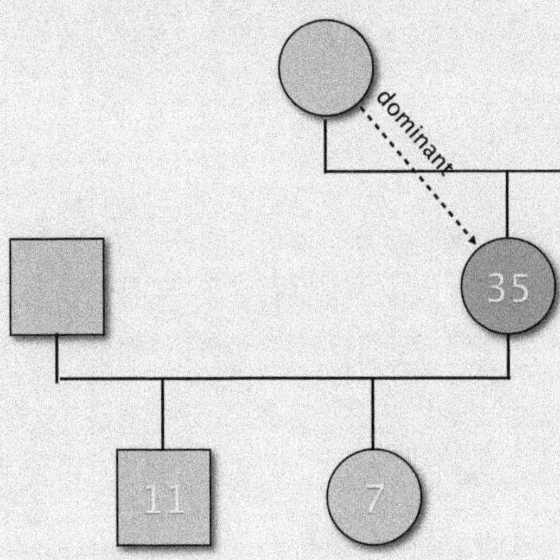

Abb. 10: Genogramm der Familie W.

THERAPEUTIN (zum Mann): »Die eine Idee ist, es könnte mal ein gemeinsames Gespräch mit den Eltern stattfinden. Was müsste denn noch heute hier rauskommen, was wäre Ihre Vermutung, dass Ihre Frau denkt, das war hilfreich, unser Gespräch hier?«
MANN: »Wie wir mit der Sache umgehen sollen, am Geburtstag (des Sohnes in vier Wochen), ob wir ...«
PATIENTIN: »Ob wir sie einladen sollen, das ist das Erste. Ich habe innerlich keine Lust dazu, das sage ich Ihnen ehrlich, ich mach's, wenn, dann nur für mein Kind ... und jetzt, wo die Kinder Sommerferien hatten, gab es Psychoterror am Telefon ... Mein Vater war am Telefon, und hintendran hörte ich meine Mutter schreien: ›Ich spring, ich nehme mir das Leben!‹ Ich rufe meinen Mann verzweifelt an. Was soll ich machen?«

...

THERAPEUTIN: »Verstehen Sie, woher Ihre Frau die Kraft nimmt, sich von solchen Drohungen nicht beeindrucken zu lassen ... Wie schafft Ihre Frau es, dem zu widerstehen?«

Die Therapeutin führte damit eine ressourcenorientierte Sichtweise ein. Sie wies auf die in der Wirklichkeitskonstruktion des Paares vergessene Fähigkeit der Patientin hin, den Problemen mit ihrer Mutter auch eine gewisse Stärke entgegenzusetzen.

PATIENTIN: »Nur mit ihm (Mann), weil ich ihn als Rückhalt habe.«

MANN: »Ich habe schon früher gesagt: Du unterwirfst dich.«

...

THERAPEUTIN: »Angenommen, ich würde sagen, das mit dem Selbstbewusstsein ist nicht Ihr Problem, sondern eher die Frage, wie lösen Sie Konflikte. Was wäre Ihrer Frau lieber: dass ich sie so einschätze, dass sie wenig selbstbewusst ist, oder dass sie Konflikte so gelöst hat, dass sie sich kleinmacht?«

Jetzt bot die Therapeutin mit einem Reframing für das anfangs geschilderte Problem eine Wirklichkeitskonstruktion an: Statt um fehlendes Selbstbewusstsein (ein Defizit) könnte es auch um die Art und Weise gehen, wie Frau W. Konflikte löst, also um die Umsetzung einer Fähigkeit.

MANN: »Wenig Selbstbewusstsein ..., das wäre ihr lieber ...«

PATIENTIN: »Ich bin gerade ins Grübeln gekommen. Ich scheue vielleicht den Konflikt mit meinen Eltern ... Ich habe den Konflikt mit dem Schwiegervater damals auch nicht gescheut. Der hat ...«

MANN: »... in die Kindererziehung reingefunkt ...«

PATIENTIN: »Dann habe ich gesagt: So geht das nicht. Ihr könnt gerne sagen, wenn ihr etwas habt, wir machen auch Fehler ...«

THERAPEUTIN: »Das ist interessant. Sie haben ganz genau gesagt, was Sie wollen.«

MANN: »Sie haben es akzeptiert, seitdem ist es in Ordnung. Mein Vater hat es akzeptiert.«

THERAPEUTIN: »Das heißt, Sie haben die Fähigkeiten, einen Konflikt auszutragen.«

Frau W. und ihr Mann folgten der ressourcenorientierten Sichtweise.

THERAPEUTIN: »Angenommen, Ihre Frau würde Selbstbewusstsein zeigen, dann würde sie vor dem Geburtstag zu ihren Eltern sagen: Wir müssen ein gemeinsames Gespräch führen?«

Die Therapeutin unterstellte damit das Vorhandensein von Selbstbewusstsein und führte die Wirklichkeitskonstruktion ein, Frau W. könnte ihr Selbstbewusstsein entweder zeigen oder nicht zeigen.

MANN: »Ja.«

THERAPEUTIN: »Würde sie das zur Bedingung machen?«

MANN: »Als Bedingung kann man das nicht formulieren ...«

THERAPEUTIN: »Wenn sie zu viel Selbstbewusstsein auspackt, riskiert sie einen Beziehungsabbruch?«

Das Vorhandensein von Selbstbewusstsein wurde jetzt von allen akzeptiert. Nun ging es um das Abwägen der Risiken, falls das Selbstbewusstsein gezeigt wird.

MANN: »Ja.«

THERAPEUTIN: »Das ist möglicherweise auch der Grund, wieso Ihre Frau sich ihren Eltern gegenüber nicht selbstbewusst zeigt ..., dass sie Sorge hat, dass da etwas Schlimmes passiert, Selbstmord oder so.«

MANN: »Selbstmord, ich denke nicht, das sagen viele.«

THERAPEUTIN: »Aber der Beziehungsabbruch würde drohen.«

MANN: »Dann wüssten wir aber, wo wir dran sind ... Wenn man die Situation nicht bereinigt, das explodiert dann spätestens an Weihnachten.«

THERAPEUTIN: »Würde Ihre Frau das auch so sehen?«

MANN: »Bestimmt.«

...

THERAPEUTIN: »Das heißt, Sie würden sagen: Ich würde euch gern zum Geburtstag einladen, aber ich habe ein paar Probleme mit euch, und darüber würde ich gerne mit euch ein Gespräch führen.«

PATIENTIN: »Wenn ich wüsste, dass meine Mutter das nicht zur Eskalation bringen würde, dann hätte ich die Kraft und würde es für meinen Sohn aufbringen und sagen, ich schlucke heute Abend, aber ich habe Angst, dass meine Mutter, wenn sie mich alleine erwischt, mich wieder so behandelt ...«

THERAPEUTIN: »Das klingt ja relativ klar.«

PATIENTIN: »Ich habe klare Vorstellungen, wie das ablaufen soll, ... die Kraft fehlt ...«

THERAPEUTIN: »Was glauben Sie, was es für einen Unterschied macht, wenn Sie davon mehr zeigen würden?«

PATIENTIN: »Wenn Sie mich mit meinen Eltern erleben würden, da bin ich ganz anders, dann hätte ich eine ganz andere Körperhaltung und Stimmlage.« (geht in eine zusammengekrümmte Haltung)

THERAPEUTIN: »Was macht es für einen Unterschied? Sie können beides: sich schwach und unterwürfig zeigen und sagen: Ich bin klein. Und Sie können aber auch sehr erwachsen und selbstbewusst auftreten.«

Nachdem die prinzipielle Fähigkeit zu schwach erscheinendem wie auch zu selbstbewusstem Verhalten von Herrn und Frau W. nun angenommen wurde, balancierte die Therapeutin die Vor- und Nachteile verschiedener Verhaltensoptionen im Umgang mit ihren Eltern aus.

PATIENTIN: »›Ich bin groß‹ ist erst zu einem Viertel in mir, zu drei Vierteln bin ich noch das Kind.«

THERAPEUTIN: »Zu wie viel Prozent sind Sie es hier im Gespräch?«

PATIENTIN: »70 Prozent erwachsen und 30 Prozent Kind, aber von meinem Gefühl her sieht es ganz anders aus ...«

...

THERAPEUTIN: »Angenommen, Sie entscheiden sich für die Erwachsenenrolle oder für die Kinderrolle, was macht es für die Eltern für einen Unterschied?«

Auch hier wurde mit der Wirklichkeitskonstruktion gearbeitet, dass Frau W. nicht Opfer ihres fehlenden Selbstbewusstseins ist, sondern sich für verschiedene Verhaltensrollen entscheiden kann.

PATIENTIN: »Meine Mutter muss ihr Leben umkrempeln.«

THERAPEUTIN: »Wieso ist das so schwer für Ihre Mutter? Die kämpft ja mit Klauen und Krallen, dass Sie Kind bleiben.«

PATIENTIN: »Dass sie jemanden hat, den sie drücken kann.«

THERAPEUTIN: »Für ihr eigenes Selbstwertgefühl?«

PATIENTIN: »Sie hat nicht viel Oberweite, darunter leidet sie ...«

THERAPEUTIN: »Ihre eigene Idee ist, Ihre Mutter stabilisiert ihr Selbstwertgefühl darüber, dass sie Sie kleinmacht ... Sie kommen Ihrer Mutter ja sehr entgegen. Sie bieten Ihrer Mutter an: ›Eh du dich schlecht fühlst, Mama, fühle lieber ich mich schlecht.‹ Das hat ja auch etwas sehr Aufopferungsvolles.«

Statt der Idee des fehlenden Selbstbewusstseins wurde nun, aufbauend auf die jetzt von allen akzeptierten Ressourcen, eine weitere Wirklichkeitskonstruktion angeboten: das symptomatische Verhalten als ein Sichaufopfern für die Mutter.

...

PATIENTIN: »Ich würde dann ihr die Hand geben und sagen: ›Komm mit mir zu Ihnen, lass uns das gemeinsam lösen.‹ ... Nur wir zwei zusammen schaffen ... das nicht. Sie schafft mich so weit, dass sie mich dorthin kriegt, wo sie mich hatte.

Wenn ich mich darauf einlassen würde, würde ich es nur mit Ihnen versuchen, im Gespräch mit Ihnen. Ich weiß nicht, ob ich so knallhart sein kann, ob ich wirklich sagen würde: ›Ich drehe dir den Rücken zu, wenn du das nicht so machst.‹«
THERAPEUTIN: »Könnte man die Frage auch anders stellen? Ich frag mich immer noch, ob es wirklich um das Selbstwertgefühl geht, ob es nicht eher ein Problem der Liebe ist, dass Sie Ihre Mutter so gern haben, dass Sie sich dann Sorgen machen um Ihre Mutter ...«
Diese Wirklichkeitskonstruktion ging noch eine Stufe weiter: Es handelt sich nicht nur um Aufopfern, sondern vor allem um Liebe zur Mutter. Aus Liebe nimmt sich Frau W. so weit zurück und verbirgt ihr Selbstbewusstsein, um die Mutter zu schonen.
...
THERAPEUTIN: »Risiko und Nebenwirkung ist, dass Ihre Mutter noch mehr in die Krise kommt und dass Sie dadurch in einen Konflikt kommen ... Da finde ich wichtig, Sie zu warnen.«
PATIENTIN: »Wenn Sie sagen, meine Mutter wäre suizidgefährdet, würde ich den Schritt zurück machen, um meine Mutter zu schützen ... wobei ich denke, dass sie mit dem Gedanken anfängt, weil ich schon in dieser Lage war mit meiner Blasenentzündung; ich habe so Schmerzen gehabt, dass ich gesagt habe: ›Ich springe.‹«
THERAPEUTIN: »Sie appelliert, damit Sie wissen, wie sich das anfühlt.«
PATIENTIN: »... da wäre nur Wut in mir ..., wenn ich wüsste, dass sie es nur als Erpressungsversuch macht ...«
THERAPEUTIN: »Das ist schwer rauszukriegen. Da ist die Frage: Wer ist verantwortlich? ... Letztlich müssen Sie es mit Ihrem Gewissen vereinbaren.«
...
THERAPEUTIN: »Ich sehe mich eher in der Rolle der Moderatorin ... Es gibt zwei Möglichkeiten: Entweder wir gehen jetzt auseinander, und Sie überlegen einfach, welche Schlüsse Sie aus dem Gespräch ziehen, und das nächste Mal kommen Sie zu viert, wenn das funktioniert. Eine andere Möglichkeit wäre, dass wir zu dritt noch mal genau überlegen: Wie müsste das Gespräch geführt werden, dass es ganz bestimmt in die Hose geht ... Ich kann ja leider nicht zaubern. Es gibt ein gewisses Risiko, dass es auch hier in die Hose geht ... Oder was müsste wer tun, dass es Chancen auf Erfolg hat.«
Diese Schlussintervention legte die verschiedenen Verhaltensoptionen dar, ohne die Entscheidung für die eine oder andere zu übernehmen.

Zwei Wochen nach diesem Paargespräch fand ein kurzes Sprechstundengespräch bei mir statt. Frau W. gab an, das Familiengespräch habe sehr geholfen. Vor einer Woche hätten sie ein Vierergespräch mit ihrem Mann und ihren Eltern gehabt. Sie habe den Eltern gesagt, dass sie erwachsen behandelt werden wolle. Sie brauche jetzt keine Einzeltherapie mehr und schaffe es selbst, mit sich und den Eltern klarzukommen. Wichtig und hilfreich sei die Sichtweise der Therapeutin gewesen, dass sie aus Liebe zu den Eltern sich angepasst habe.

Zusammenfassung: Frau W. war vor dem Gespräch durch eine negative Selbstbeschreibung blockiert und hatte wenig Selbstvertrauen, sodass sie sich eine eigenständige Lösung des Konflikts mit den Eltern nicht zutraute. In der Therapiesitzung erfolgten in mehreren Stufen positive Umdeutungen, die schließlich auch zu einer neuen Wirklichkeitskonstruktion und mehr Selbstbewusstsein bei Frau W. führten.

5.1.8 Sinnangebote

Nach der Systemtheorie ist Sinn ein generelles Medium für psychische und soziale Systeme und »erscheint in Form eines Überschusses von Verweisungen auf weitere Möglichkeiten des Erlebens und Handelns« (Luhmann 1984, S. 93). Psychische und soziale Systeme arbeiten mit Sinn, das heißt, sie haben einen »Überschuss« an Denk- und Handlungsoptionen, und sie geben ihren Operationen, den Entscheidungen und Handlungen, Sinn, indem sie nach passenden Erklärungen dafür suchen. In der Sinndimension »Zeit« kann Geschichte konstituiert werden, indem aus der Komplexität der Vergangenheit und der möglichen Zukunft bestimmte Ereignisse ausgewählt und zu einer Geschichte verbunden werden (a. a. O., S. 118). Solche Geschichten und Erzählungen helfen, die Widersprüche und Konflikte des sozialen Lebens in unserer Kultur zu ertragen (Bruner 1997). Das gilt sowohl für die Menschheitsgeschichte als auch für individuelle Lebensgeschichten. Sinn ist wichtig für die Ausbildung des Selbst und der Selbstdefinition in Beziehungen.

Menschen suchen aus der Vergangenheit bestimmte Lebensereignisse aus, die sie zu einer für sie stimmigen »Sinn«-vollen Lebensgeschichte verbinden. So fokussieren manche nur auf ihre Misserfolge und konstruieren sich daraus eine Geschichte des Scheiterns. Andere ignorieren die Misserfolge und bilden aus positiven Ereignissen eine Erfolgsgeschichte oder überzeichnen diese sogar als Hochstapler. Sinn wird geschaffen, wenn den Ereignissen Bedeutung gegeben werden kann.

> »Die Aufklärung der Moderne hat zwar den Blick vom inneren (leidenden) Erleben weggewandt. Sie hat technische Hilfsmittel entwickelt, mit denen die äußeren – und neuerdings auch die hirnorganischen – Lebensprozesse ins Licht gerückt und bis ins Kleinste untersucht werden können. Doch stimuliert gerade depressives Leiden auch spätmoderne Menschen dazu, existenziell wichtige Fragen zu stellen, die naturwissenschaftlich nicht zu beantworten sind. Welchen Sinn hat eine Depression? Wozu dient depressives Leiden?« (Hell 2014, S. 155).

Das Auftreten einer depressiven Episode und die nachfolgende Klinikbehandlung werden oft als unverstehbar erlebt. Der Patient erfährt Sinn, wenn er in der Interaktion mit anderen (z. B. dem Therapeuten) die Depression biografisch einordnen kann und eine kohärente und stimmige Lebensgeschichte für sich konstruiert, in der er als aktiv Handelnder vorkommt. Dadurch steigen sein Selbstwertgefühl und Selbstbewusstsein. Er wird zufriedener und kann sich auch mit den nicht beeinflussbaren Bereichen seines Schicksals abfinden.

Methodisch sind bei der Sinnsuche vor allem narrative Vorgehensweisen hilfreich (s. u. Abschnitt 5.5.2).

5.1.9 Störung problematischer zirkulärer Prozesse

Die Beschreibung zirkulärer Prozesse ist schon immer ein wichtiger Bestandteil der systemischen Therapie gewesen. In der frühen systemischen Ära hatten solche Beschreibungen den Anspruch von Objektivität; man entwickelte Strategien, um als pathologisch angesehene Verhaltens- und Kommunikationsmuster zu stören und gesündere zu ermöglichen. In diesem therapeutischen Wahrheitsanspruch der Kybernetik erster Ordnung steckte die Gefahr, dass Patienten oder ihre Familien in eine Richtung gedrängt wurden, in die sie nicht gehen wollten, und es wurden Risiken von Veränderungen oft außer Acht gelassen.

Mit der Einführung des Konstruktivismus und der Kybernetik zweiter Ordnung wurde der Wahrheitsanspruch der Therapeuten aufgegeben, und die Wirklichkeitskonstruktionen und Ziele der Klienten rückten in den Vordergrund. Das Beschreiben zirkulärer Prozesse im sozialen oder psychischen System des Patienten gilt nun als hilfreiche therapeutische Wirklichkeitskonstruktion ohne Wahrheitsanspruch, also als Hypothese, die nützlich oder nicht nützlich für die Erreichung der Ziele des Klienten sein kann.

Unter dieser Prämisse ist die therapeutische Arbeit mit zirkulären Beschreibungen weiterhin ein elementarer Bestandteil der systemischen Therapie. Eine effektive Störung solcher Prozesse kann erfolgen, indem man sie als Hypothese formuliert und benennt.

»Sie haben gerade gesagt, dass Ihre Antriebsarmut nach Ihrer Auseinandersetzung mit Ihrem Chef Ihre Stimmung gedrückt hat und das wiederum eine Angst vor einer erneuten Depression aufkommen ließ, was zu einer weiteren Verschlechterung Ihrer Stimmung führte. Das ist ein Kreislauf, der in eine Depression münden kann, weil sich Ihre Sorge selbst bestätigt und die Sorge zur Verschlechterung der Stimmung beiträgt. Das Problem ist, dass Sie die Antriebsarmut in dieser Situation als Anzeichen einer beginnenden Depression einstufen. Ist es aber nicht völlig normal, nach einer solchen Auseinandersetzung nachdenklich und ängstlich zu werden?«

Man kann Vor- und Nachteile des Musters und mögliche Alternativen erörtern.

»Wozu ist es gut, sich bei Auseinandersetzungen mit Ihrem Mann depressiv zurückzuziehen und auf das Einlenken Ihres Mannes zu warten? Welchen Preis hat dieses Verhaltensmuster? Was könnten Sie alternativ tun? Wie würde Ihr Mann dann reagieren?«

Mit einer paradoxen Intervention kann das Muster verordnet werden.

»Meine Idee ist, durch Ihren depressiven Rückzug bei sich abzeichnenden Konflikten und das darauf erfolgende Einlenken Ihres Mannes werden Auseinandersetzungen vermieden, die Ihre Ehe bedrohen könnten. Um das Verhaltensmuster besser zu verstehen, würde ich Ihnen folgende Aufgabe vorschlagen, die Sie mit Ihrem Mann besprechen sollten: Ziehen Sie sich ab und zu depressiv zurück, auch wenn Ihnen nicht danach ist, und beobachten Sie, wie Ihr Mann reagiert. Ihr Mann soll raten, ob Ihr Rückzug echt oder gespielt ist.«

Der Klient oder seine Familie kann der Hypothese zustimmen oder sie ablehnen; in beiden Fällen ist der vorher unbewusst ablaufende zirkuläre Prozess gestört und kann nicht mehr ablaufen, ohne dass die Betroffenen daran denken müssen.

Wie die Klienten auf eine solche Störung zirkulärer Prozesse reagieren, kann prinzipiell nicht vorausgesagt werden, weil sich nach der Systemtheorie deren psychisches und soziales System nach jeweils eigenen Gesetzmäßigkeiten neu organisieren. Durch die Störung alter Muster erhält das Klientensystem aber eine Chance, neue und bessere Lösungen für Probleme zu finden. Über den Erfolg entscheidet letztendlich der Patient oder seine Familie.

Voraussetzung für diese Vorgehensweise ist ein Auftrag mit Erlaubnis des Patienten, seine Muster zu stören, und ein vorheriges gemeinsames Abwägen der Chancen und Risiken von Veränderung infolge der Therapie.

5.2 Schwerpunkte bei der Depression

5.2.1 Positive Konnotation

Depressive Menschen fokussieren ihre Aufmerksamkeit willkürlich oder unwillkürlich auf negative und schmerzliche Erfahrungen und schaffen es, selbst erfreuliche Erlebnisse negativ zu bewerten, indem sie deren Ende in den Vordergrund rücken. Vor dem Hintergrund perfektionistischer Leistungsansprüche an sich selbst werten sie sich selbst ab.

Depressive Patienten laden das Umfeld und auch ihre Therapeuten dazu ein, entweder emphatisch auf die depressive Stimmung und Sichtweise einzuschwingen oder einen unterstützenden Hilfsaffekt zu zeigen und sie aufzumuntern.

Aus dieser »Problem-Trance« (Schmidt 2001) führen allerdings die alltäglichen Beschwichtigungen des Umfelds, dass alles doch nicht so schlimm sei, nicht heraus. Im Gegenteil: Depressive Menschen bewerten auch solche Äußerungen anderer als Beweis, dass sie selbst unfähig und nicht einmal in der Lage seien, Positives zu erkennen oder umzusetzen. Auch an die Therapie werden unverhältnismäßig hohe Erwartungen gesetzt, und alles, was geschieht, wird negativ bewertet und verstärkt die negative Sichtweise. Selbst positive Veränderungen in der Therapie können zu depressiven Reaktionen führen, wenn der Patient anschließend seine bisherige Lebensgestaltung mit der Sichtweise abwertet, dann müsse er vorher alles falsch gemacht haben.

Aus diesem Dilemma kann eine positive Konnotation der bisherigen Denk- und Verhaltensweisen des Patienten einschließlich seiner depressiven Sichtweise herausführen. Einerseits sind das Leiden des Patienten infolge seiner bisherigen belastenden Lebenserfahrungen wie auch seine Leistungen und Bemühungen für die Familie, für den Arbeitgeber oder auch in der Psychotherapie anzuerkennen und zu würdigen. Andererseits kann der Kreislauf der Selbstabwertung gestört werden, wenn man die Selbstabwertung selbst als sinnvoll bewertet und positiv konnotiert, zumindest nach den bisherigen Lebenserfahrungen des Patienten (Ruf 2005).

»Wozu könnte es gut sein, wenn Sie sich selbst abwerten? Welche Vorteile hat Ihre pessimistische Lebenseinstellung?«

5.2.2 Herausarbeiten der Funktion der Depression

Die positive Konnotation leitet über zur Besprechung der Funktion der Depression im sozialen Umfeld. Die Folgen der Depression können erörtert werden, und der Therapeut kann Umdeutungen anbieten (Reframing), um den willentlichen Einfluss auf die Depression zu erhöhen.

Wichtig ist dabei vor allem eine therapeutische Konstruktneutralität bezüglich der Frage, ob eine willentlich nicht beeinflussbare Krankheit oder ein durch bewusstes Verhalten lösbares Problem vorliegt. Das Etikett der psychischen Krankheit kann zu einem hohen subjektiv erlebten Gewinn führen, weil es in unserer Gesellschaft, in der Arbeitswelt und in der Familie einen depressiven Rückzug erlaubt, ohne dass der Betroffene dafür zur Verantwortung gezogen würde. Er bekommt Schonung und Zuwendung, ohne sich rechtfertigen zu müssen.

Folgende Fragen können zum Nachdenken darüber anregen:

»Was hat sich durch die Depression in Ihrer Familie geändert? Ist die Beziehung zu Ihrer Frau enger oder distanzierter geworden? Wie haben die Kinder reagiert?«

Manche Menschen denken, sie müssten immer selbst stark sein und ihre Probleme selbst lösen. Erst nach dem völligen Zusammenbruch und mit dem Krankheitsetikett einer Depression erlauben sie sich, Hilfe von anderen anzunehmen.

Der 36 Jahre alte Herr F. war von seiner Frau betrogen und dann verlassen worden; die beiden kleinen Kinder nahm sie mit. Davor hatte das Ehepaar gemeinsam das vom Schwiegervater übernommene Lebensmittelgeschäft geführt und Geld investiert, die Darlehen liefen aber nur auf seinen Namen. Nun führte die Frau das Geschäft weiter, während er nicht nur arbeitslos war, sondern auch noch diese Schulden tilgen und Kinderunterhalt zahlen musste. Er wurde depressiv, antriebs- und motivationslos, zog sich zurück, verweigerte die Nahrung und nahm 13 kg an Gewicht ab. Zwei stationäre Behandlungen in psychosomatischen Kliniken erbrachten keine wesentliche Besserung. Seine Motivationslosigkeit beschrieb er mit der Metapher des »inneren Schweinehunds«. Nach der zweiten Therapiesitzung gab ich ihm die Hausaufgabe, zu überlegen, wozu der »innere Schweinehund« gut sein könnte. Bis zur dritten Sitzung hatte er lange darüber nachgedacht und meinte, die Depression sei gut, weil er die Erfahrung gemacht habe, dass andere ihm dann helfen. Diese Intervention bewertete er im Rückblick bei Therapieende als für ihn die wichtigste, weil sie ihn aus seiner Lethargie geholt und ihm zu einer aktiven Haltung verholfen habe.

Der depressive Rückzug kann als Erschöpfung und Erholungsphase nach jahrelangem Kampf und jahrelangem Sich-Übernehmen gedeutet werden. Diese Deutung als Erschöpfung impliziert, dass sie eine gewisse Zeit dauert und dann von allein wieder aufhört, wenn man sich erholt hat.

»Überlegen Sie sich zehn Methoden, wie Sie sich besser ausruhen können, nachdem Sie jahrelang gekämpft und sich übernommen haben.«

Die Umdeutung der Depression als »Rückzug in einer schwierigen Lebenssituation« macht dem Patienten ein Sinnangebot und weicht gleichzeitig das Krankheitskonzept auf.

»Wann haben Sie sich zum Rückzug aus Ihren Aktivitäten entschlossen? Was hat Sie dazu bewegt? Wozu ist der innere Rückzug gut?«

In anderen Fällen können die depressiven Symptome als Signale umgedeutet werden, die darauf hinweisen, dass der Patient schlecht mit sich umgegangen ist und eigene Bedürfnisse ignoriert hat. Er sollte diesen Bedürfnissen mehr Rechnung tragen. Wenn der Patient diese Umdeutung annimmt, kann man ihn davor warnen, die Depression auf Dauer zum Verschwinden zu bringen, da ein solches Warnsignal hin und wieder hilfreich sein könnte.

Manche Patienten erleben sich in der Depression kreativer als sonst. Dann kann besprochen werden, wie sie die Depression wieder herholen können, wenn sie zu lange wegbleibt.

»Sie haben gesagt, dass Ihre kreativen Ideen nur in Zeiten der Depression kommen. Dann könnte es ja problematisch werden, wenn die Depression zu lange wegbleibt. Was müssten Sie tun, um die Depression wieder herzuholen?«

Unter Einhaltung einer Veränderungsneutralität sollte man die Chancen und Risiken von Veränderung abwägen und eher vor den Konsequenzen eines möglicherweise befürchteten Harmonieverlusts warnen.

Manche Patienten »klammern« und sehen die Psychotherapie quasi als Stütze und den Therapeuten als Ansprechpartner, wenn im sonstigen privaten Umfeld keine ausreichenden Bezüge vorhanden sind. Dann besteht die Gefahr, dass die Therapie die bestehende Chronifizierung der Depression unterstützt, weil die Patienten sich in den regelmäßigen Therapiesitzungen so wohlfühlen, dass sie selbst in ihrem Umfeld nichts ändern müssen. In diesem Fall kann Nichtveränderung als positiv konnotiert und vor Veränderung gewarnt werden. Da bei Psychotherapie prinzipiell die Möglichkeit oder »das Risiko« von Veränderung besteht, müssten die Sitzungsabstände verlängert oder die Therapie beendet werden.

5.2.3 Hervorrufen einer aktiven Einstellung

Depressive Patienten tendieren dazu, sich auch in der Therapie passiv zurückzuziehen und ihre Hilflosigkeit zu betonen. Eine effektive Veränderung in der Therapie setzt aber ein aktives Handeln des Patienten voraus. Somit ist eine der wichtigsten Herausforderungen für den Therapeuten, eine aktive Einstellung beim Patienten hervorzurufen und zu erhalten (Linares u. Campo 2003). Der Therapeut sollte dafür zwischen den Polen aktiv – passiv selbst die passive Seite besetzen, um dem Patienten die aktive Seite offenzuhalten.

»Ich sehe, wie erschöpft Sie in Ihrer schwierigen Situation sind. Vermutlich ist die Depression eine Folge Ihrer Erschöpfung, und Sie brauchen Zeit, um sich zu erholen und wieder Kraft zu schöpfen. Glauben Sie, der Zeitpunkt ist schon gekommen, dass Sie aktiv in der Therapie mitarbeiten und notwendige Dinge verändern können? Wäre es vielleicht besser, Sie würden sich in Ihrem jetzigen schlechten Zustand in einer Klinik versorgen lassen, wo Sie keinen Anforderungen ausgesetzt sind und Abstand von Ihrem belastenden Umfeld haben?«

Der Therapeut kann zum Beispiel die passive Seite besetzen, indem er explizit als Schlussintervention »keine Hausaufgabe« gibt.

Die 45-jährige Frau E. klagte schon seit Jahren über depressive Verstimmungen und Antriebsmangel im Rahmen einer starken Belastung durch ihren Beruf und eine große Familie. Drei Jahre zuvor hatte sie bei mir in sieben Therapiesitzungen gelernt, sich mehr abzugrenzen und Dinge weniger perfekt zu machen. Nach einem Wechsel der Arbeitsstelle ging es ihr bis vor einem halben Jahr gut. Dann kamen wieder Überlastungsgefühle und Fantasien, die Familie zu verlassen und sich in einer anderen Stadt ein Zimmer zu nehmen. Wir begannen erneut eine Therapie. In der zweiten Sitzung ging es ihr nicht gut.

PATIENTIN: »Ich schaff's einfach nicht. Es ist so lästig, dass mir im Moment einfach die Kraft fehlt. Jetzt habe ich endlich ein Zeitfenster, aber weder Antrieb noch Energie.«

THERAPEUT: »Dann müssen Sie zuerst mal auftanken und danach die eigenen Ziele verfolgen. Eins nach dem anderen.«

PATIENTIN: »Auftanken klingt gut, ja.«

THERAPEUT: »Dann müssen Sie sich die Frage stellen: Wie? Sonst kommen Sie von einer Anstrengung in die andere. Bisher für die Familie da, dann kommt gleich wieder das nächste Projekt.«

PATIENTIN: »Meine Lösung sah schon vor, wieder ein Projekt zu suchen.«
THERAPEUT: »Das ist ja nicht schlimm. Ich meine nur, dass Sie zuerst auftanken sollten, mit Betonung auf ›zuerst‹. Nicht ›nur‹ auftanken, sondern ›zuerst‹ ... Es kann auch sein, dass die Depression, oder wie man das auch nennt, Sie bremst, weil Sie Ruhe und Erholung brauchen.«
PATIENTIN: »Es ist nur so, dass ich das fast nicht aushalte.«
THERAPEUT: »Das ist wahrscheinlich das Problem.«
PATIENTIN: »Ich fühle mich einfach nicht wohl, wenn ich den ganzen Sonntag nichts mache, außer ein Buch zu lesen ... Ich habe ein phänomenal schlechtes Gewissen, wenn ich nichts für die Familie, den Beruf oder sonst etwas tue ... Da sollte schon etwas Produktives dabei rauskommen, wobei ich im Moment nicht produktiv bin.«
THERAPEUT: »Vielleicht geht es gerade darum, dass die Depression hilft, mal nichts Produktives zu machen.«
Am Ende der Sitzung empfahl ich ihr, bis zu unserem nächsten Termin kein neues Projekt anzufangen. Sie bekam keine Hausaufgabe, sondern sollte das heutige Gespräch auf sich wirken lassen.

Als Therapeut die passive Seite zu besetzen, kann auch beinhalten, das Ungleichgewicht zwischen Pflicht und Vergnügen zu thematisieren und den Patienten zu ermutigen, sich seinem Vergnügen zu widmen.

Die Imagination der Lösung mit einer Erzählung aus dem Futur II kann eine Außenperspektive verschaffen und Impulse geben, die Passivität zu beenden.

Frau P. bekam im Alter von 33 Jahren eine Sinnkrise und wurde depressiv. Sie war kinderlos verheiratet, im Beruf unzufrieden und klagte über fehlende Anerkennung. Ich deutete die Depression als Zeichen, dass ein Entwicklungsschritt ansteht, und ermunterte sie, über ihre Bedürfnisse und Wünsche an ihr Umfeld und über ihre positiven Eigenschaften nachzudenken. In sieben Sitzungen kam es zu keiner wesentlichen Veränderung.
THERAPEUT: »Stellen Sie sich vor, wir sind 40 Jahre weiter, Ihre Depression ist weg, und Sie machen einen Rückblick auf Ihr Leben aus dem Jahr 2053. Wann haben Sie bemerkt, dass das Problem der Depression gelöst ist?«
PATIENTIN: »Ich habe dann eine neue Arbeit oder ich bin Mutter geworden. Ich bin morgens aufgewacht und habe mir gesagt: ›Jetzt muss ich etwas ändern.‹ Durch

eine neue Arbeit habe ich auch neue Kontakte gefunden, wurde erfolgreicher im Beruf und bekam Anerkennung.«

In der achten Sitzung klagte sie immer noch über Stillstand. Sie wollte kein Kind, weil sie in ihrem »Loch« nicht in der Lage sei, sich um ein Kind zu kümmern, und befürchtete, in der Erziehung Fehler zu machen; ihre Mutter habe viel falsch gemacht. Ich bot eine Fokusverschiebung mit der Frage an, wie es ihre Mutter wohl geschafft habe, eine so tüchtige und gewissenhafte Tochter zu haben. Bis zur neunten Sitzung hatte sie sich mit ihrem Mann zusammen entschieden, ein Kind zu planen, und die Pille abgesetzt. Sie hatte viel über den Rückblick auf ihr Leben nachgedacht. Dabei war ihr bewusst geworden, wie wichtig es im Hinblick auf ein sinnerfülltes Leben für sie war, ein Kind zu haben, und welche Ängste sie bisher davon abgehalten hatten. Damit erlebte sie ihr Problem als gelöst, und die depressive Symptomatik verschwand.

5.2.4 Depression ertragen lernen

Der bereits beschriebene Depressionskreislauf (Ruf 2005) führt zu einer sich selbst erfüllenden Prophezeiung, wenn der Patient eine leichte und normale Befindensschwankung als Zeichen einer nahenden Depression wertet, seine entstehende Sorge zu einer Verschlechterung seiner Stimmung führt und schließlich in einem zirkulären Prozess wirklich in eine Depression mündet. Dann kann man dem Patienten diesen Kreislauf erklären und die Umdeutung einführen, sein Problem sei, dass er normale Befindensschwankungen und depressive Verstimmungen nicht ertrage. Hilfreich sei dann, diese ertragen zu lernen.

»Ihr Problem ist, dass Sie schon bei normalen Verstimmungen, die jeder Mensch immer wieder hat, eine nahende Depression befürchten. Die entstehende Sorge drückt Ihre Stimmung, das verstärkt die Sorge, die Stimmung wird noch schlechter usw. Schließlich werden Sie wirklich depressiv. Wenn Sie aus diesem Kreislauf herauskommen wollen, könnte ich Ihnen eine Aufgabe geben. Nehmen Sie sich jeden Tag eine Viertelstunde Zeit und lassen Sie alle depressiven Gedanken und Befürchtungen hochkommen, um die Depression ertragen zu lernen. Dann verliert sie mit der Zeit ihren Schrecken, und Sie können besser mit Befindensschwankungen leben.«

5.2.5 Das Opfer verdeutlichen

Bei manchen Patienten steht ein aufopferndes Verhalten im Vordergrund. Um die Zuneigung der Familie und den Familienzusammenhalt nicht zu gefährden, stellen sie eigene Bedürfnisse zurück und blockieren damit eine Veränderung. Dann kann ein Opferritual hilfreich sein.

Der 41-jährige Herr L. hatte einen strengen Vater und wurde von der Mutter immer als »der Blöde« hingestellt. Bei Therapiebeginn formulierte er als Ziel, den Eltern die Meinung zu sagen und sie nicht mehr zu besuchen. Im Lauf der Therapiegespräche kamen ihm aber immer mehr Bedenken, weil er sich dann gegenüber den Eltern rechtfertigen müsste und befürchtete, die Eltern würden ihn ignorieren und hinter seinem Rücken schlecht über ihn sprechen. Er hatte an sich auch den hohen moralischen Anspruch, die Eltern nicht im Stich zu lassen, wie es der Distanz suchende Bruder getan hatte. Ich deutete sein Problem um:
Therapeut: »Ihr Problem ist nicht fehlendes Selbstbewusstsein, sondern dass Sie mit Ihrem hohen moralischen Anspruch in Bezug auf Gerechtigkeit nicht dazu stehen, dass Ihnen die Eltern so wichtig sind und Sie sich deshalb nicht gegen sie wehren wollen, obwohl sie so mit Ihnen umgehen …
Die Familie hat bei Ihnen oberste Priorität. Sie stellen Ihre eigenen Bedürfnisse zugunsten der Familie zurück und wehren sich nicht, damit die Eltern sich nicht von Ihnen abwenden. Das ist ein hoher Wert und eine große Leistung von Ihnen. Ihr Problem ist nur, dass Sie sich mit diesem Opfer nicht abfinden können und damit hadern. Ich würde Ihnen eine Übung vorschlagen, damit Sie lernen, sich mehr damit abzufinden. Machen Sie aus einer Kommode einen Altar, stellen Sie die Bilder Ihrer Eltern drauf; betrachten Sie jeden Tag fünf Minuten diese Bilder und sagen Sie folgenden Satz: ›Ich verzichte darauf, mich zu wehren, um euch nicht zu verletzen.‹«
In der folgenden Sitzung berichtete er, die Aufgabe habe ihm geholfen. Früher habe er mit sich gehadert: »Hättest du dich doch gewehrt!« Jetzt akzeptiere er es mehr: »Die Mutter ist, wie sie ist. Es hat keinen Sinn, sich zu wehren, das ändert nichts.« Nachdem sie ihm nach seiner Rückkehr aus dem Urlaub wieder Vorhaltungen gemacht habe, rede er seit zwei Wochen nicht mehr mit ihr.

Bei einem Teil der Patienten führt diese Aufgabe zum Aufbegehren und zur Veränderung. Ein anderer Teil der Patienten kann danach besser zu dem Opfer stehen, da sie die Entscheidung dafür noch einmal bewusst treffen. Oder sie finden einen Mittelweg.

5.3 Schwerpunkte bei der Dysthymia

5.3.1 Positive Umdeutungen

Im Vergleich zu depressiven Patienten sind Patienten mit der Diagnose Dysthymia aktiver, sehen mehr eigene Einflussmöglichkeiten auf die Symptomatik und erwarten häufiger Psychotherapie. Sie führen ihre Probleme öfter auf Interaktionsprobleme mit dem Umfeld zurück, zum Beispiel auf Schwierigkeiten, Nein zu sagen und sich abzugrenzen, und auf ein vermindertes Selbstbewusstsein. Abgrenzungsversuche führen zu Schuldgefühlen und schlechtem Gewissen. Sie wollen in der Behandlung oftmals lernen, sich ohne Schuldgefühle und schlechtes Gewissen abzugrenzen. Ihr Perfektionismus ist eher geringer als derjenige depressiver Patienten.

In der Therapie sollten vor allem die Harmoniebedürfnisse und der hohe Stellenwert guter Beziehungen in der Familie positiv konnotiert werden. Patienten behaupten meistens, unfähig zu sein, sich abzugrenzen und Nein zu sagen. Eine positive Umdeutung kann dann sein, ihnen einerseits die Fähigkeit zur Abgrenzung zu unterstellen, andererseits aber auch gute Gründe, diese Fähigkeit nicht umzusetzen, um zum Beispiel Harmonie nicht zu gefährden. Eine sehr wirksame und beim Patienten anschlussfähige Umdeutung ist die Unterstellung von Liebe (vgl. das Fallbeispiel in Abschnitt 5.1.7).

»Nach allem, was Sie bisher gesagt haben, glaube ich, dass Sie im Prinzip durchaus in der Lage sind, sich gegenüber Ihrem Mann durchzusetzen. Ich denke, dass Harmonie bei Ihnen einen hohen Wert besitzt und dass Sie aus Liebe zu Ihrem Mann Ihre Bedürfnisse zurückstecken, um die Harmonie in Ihrer Ehe nicht zu gefährden.«

Die Symptome können als Alarmsignale umgedeutet werden, die sagen wollen, dass man seine eigenen Bedürfnisse zu sehr vernachlässigt. Fehlendes Selbstbewusstsein kann als Schutz gedeutet werden, damit man nicht zu große Risiken in gefährlichen Situationen eingeht.

5.3.2 Paradoxe Warnung vor Veränderung

Unter Wahrung einer Veränderungsneutralität können Chancen und Risiken der vom Patienten als Behandlungsziel definierten Veränderung besprochen werden.

»Angenommen, Sie würden sich gegenüber Ihrer Mutter abgrenzen und sie nicht mehr jede Woche besuchen: Was würde passieren? Wie würde die Mutter reagieren? Wie würde es Ihnen dann gehen?«

Der Therapeut sollte im Zweifelsfall eher die Nichtveränderungsseite der vorliegenden Ambivalenz besetzen und vor den Veränderungen warnen.

»Sind Sie sicher, dass Sie diese Risiken auf sich nehmen wollen? Würden Sie wirklich ertragen, wenn die Mutter den Kontakt zu Ihnen abbrechen würde? Wäre es nicht besser, sich weiterhin anzupassen und Ihre Bedürfnisse zurückzustellen? Warum wollen Sie dieses Risiko auf sich nehmen?«

Wenn sich der Patient vor dem Risiko scheut, die familiären Beziehungen durch sein verändertes Verhalten zu belasten, kann das vom Patienten geschilderte Durchsetzungsproblem umgedeutet und die Metapher des Preises eingeführt werden.

»Ihr Problem ist offenbar nicht die fehlende Durchsetzungsfähigkeit. Ihr Dilemma ist offensichtlich, dass Sie zwar die Harmonie nicht gefährden wollen, aber den Preis der dann notwendigen Anpassung nicht bezahlen wollen. Das Problem ist Ihr Wunsch, in der Therapie Durchsetzung zu lernen, obwohl das mit Harmonie nicht immer zu vereinbaren ist.«

Wenn schwere Ängste vor einer Veränderung vorliegen, kann die Aufgabe gegeben werden, zu überlegen, wie zu riskante Veränderungsschritte wieder rückgängig gemacht werden könnten.

Die bereits oben erwähnte Frau Schmidt war 36 Jahre alt, Ingenieurin und alleinerziehende Mutter einer zweijährigen Tochter. Sie klagte seit Jahren immer wieder über leichte depressive Verstimmungen im Sinne einer Dysthymia. Dazu überlagerten sich zeitweise stärkere depressive Episoden mit Antriebsmangel und Rückzug, sodass zusätzlich die Diagnose einer rezidivierenden depressiven Störung gestellt wurde. Sie war bis zur 16. Therapiesitzung mutiger geworden, hatte sich offensiver mit ihrer Umwelt auseinandergesetzt und hatte weniger Angst anzuecken. Meine Hausaufgabe, übungsweise andere Menschen zu verärgern, war für sie hilfreich gewesen. Sie hatte aber nun Angst, über die Stränge zu schlagen, und suchte ein Mittelmaß. Auf meine Frage, wie sie gegebenenfalls das Verärgern anderer Menschen wiedergutmachen könne, meinte sie: sich entschuldigen, jedem alles recht machen, nicht mehr diskutieren. Ich empfahl ihr, bis zur nächsten Sitzung beides zu üben. Auch wenn ihr nicht danach sei, solle sie ab und zu über die Stränge schlagen bzw. jedem alles recht machen. Sie solle aber nur dann üben, wenn kein Risiko für sie oder andere bestehe. In der Folgesitzung ging es ihr besser.

Häufig berichten Patienten über entstehende Schuldgefühle, wenn sie mit ihrem Verhalten gegen Familienregeln verstoßen und damit bei der Mutter oder anderen Familienangehörigen Leiden, Ärger oder Schmollen ausgelöst haben. Wer die Wirklichkeitskonstruktion der Familie verinnerlicht hat, dass von der Norm abweichendes Verhalten nicht in Ordnung ist, besonders, wenn es bei anderen Leid erzeugt, wird natürlich Schuldgefühle bekommen und muss diese ertragen lernen, wenn er sein Verhalten ändern und sich abgrenzen möchte, auch wenn er sie in der Therapie gerne »weggezaubert« hätte.

Mit diesen Schuldgefühlen verbunden ist die Idee, dass andere das abweichende Verhalten nicht ertragen: »Wenn du nicht artig bist, bringst du deine Mutter ins Grab.« Mit dieser verinnerlichten Drohung wird man nie wagen, sich gegen die Anordnungen der Mutter zur Wehr zu setzen. Therapeutisch kann man in diesem Fall mit dem Patienten erörtern, wie groß die Wahrscheinlichkeit sei, dass die Mutter infolge seines Neinsagens sterbe. Hält er dieses Risiko für groß und nicht ertragbar, gibt es in seiner Wirklichkeitskonstruktion nur die Möglichkeit, sich mit dem bisherigen angepassten Verhalten abzufinden, zu seinem Opfer zu stehen und die eigenen Bedürfnisse zurückzustellen. Dann bietet sich das Opferritual an (vgl. Abschnitt 5.2.5).

Hält der Patient das Risiko durch seine Veränderung für tragbar, kann er in kleinen Schritten lernen, die Schuldgefühle zu ertragen und sich trotzdem abzugrenzen. Dann könnte er zum Beispiel in einem ersten Schritt in anonymer Umgebung üben, andere Menschen ohne Risiko für sich oder andere zu verärgern. Dazu bieten sich verschiedene Übungen an.

»Bis zur nächsten Sitzung üben Sie in anonymer Umgebung ein paar Mal ein fehlerhaftes Verhalten in Situationen, die weder für Sie noch für andere ein Risiko darstellen. Sie können sich zum Beispiel dumm stellen und in Stuttgart in der Fußgängerzone Passanten fragen, wo es nach Stuttgart geht.«

»Wenn Sie ohne Risiko lernen wollen, sich abzugrenzen, könnten Sie zum Beispiel in ein Restaurant gehen, eine halbe Stunde die Speisekarte studieren und dann wieder gehen, ohne etwas zu bestellen. Oder Sie üben in einem Schuhgeschäft zur Hauptgeschäftszeit, indem Sie die Verkäuferin in Beschlag nehmen, während andere Kunden warten, und 20 Paar Schuhe anprobieren, ohne etwas zu kaufen.«

»Sie können gegen gesellschaftliche Regeln verstoßen und sich an einer Warteschlange vorbeidrängen. Sie sollten das aber auf keinen Fall dort tun, wo Sie bekannt sind, sondern in einer völlig anonymen Umgebung. Üben Sie zuerst eine leichtere Version, wenn Sie sich zum Beispiel mit einer Flasche Shampoo vorbeidrängen. Der nächste Schritt könnte dann sein, dies mit einem vollen Einkaufswagen zu tun. Die Aufgabe ist eine Beobachtungsaufgabe: Beobachten Sie die unterschiedlichen Reaktionen der Menschen, an denen Sie sich vorbeidrängen, und gleichzeitig, wie es Ihnen dabei geht. Wie Sie die Situation nach einigen Minuten auflösen, ist egal. Sie können dann entweder vorne bleiben, obwohl die anderen schimpfen. Oder Sie können sich danach hintenanstellen. Oder Sie können sagen: ›Das war nur eine Aufgabe meines Therapeuten.‹«

Will der Patient allen Warnungen des Therapeuten zum Trotz das erlernte abgrenzende Verhalten dann auf seinen Lebensalltag übertragen, könnte er versuchen, »sich anderen zuzumuten«: »Dann muss mein Mann halt ertragen, dass ich ihn ins Fußballstadion nicht begleite.«

Ein weiterer Schritt kann sein, das veränderte Verhalten als Beziehungstest zu definieren.

»Wenn Sie sich anderen so zumuten, wie Sie sind, wird sich vermutlich ein Teil der Freunde von Ihnen abwenden, während ein anderer Teil weiterhin zu Ihnen halten wird und Sie so, wie Sie sind, akzeptiert. Nur wenn Sie das ertragen, sollten Sie das neue Verhalten in Ihrem Alltag zeigen. Sie können es auch einsetzen, um zu testen, welche Freunde Ihre wirklichen Freunde sind.«

Wenn der Patient unsicher und ambivalent ist, ob er sich immer lächelnd und ausgeglichen zeigen müsse oder ob er sich auch anderen zumuten könne, wenn es ihm einmal nicht gut geht, kann man ihn fragen, ob er es wagen wolle, neues Verhalten auszuprobieren. Falls er zustimmt, kann die im folgenden Beispiel demonstrierte Verhaltensübung »So-tun-als-ob« die Optionen erhöhen.

In der 17. Sitzung klagte Frau Schmidt wieder über Angst, keiner würde sie leiden können, wenn sie aus ihrem Rückzug herauskomme. Ich empfahl ihr eine Beobachtungsaufgabe: »Wenn Sie Erfahrung sammeln wollen, wann eher Rückzug und wann eher Sich-Zeigen mit dem Risiko, andere Menschen zu verärgern, angebracht ist, können Sie beides üben. Zeigen Sie sich ab und zu traurig und depressiv, auch wenn Sie es gerade nicht sind, und beobachten Sie die Reaktionen der anderen. Zu anderen Zeiten üben Sie, den Ärger anderer Menschen zu ertragen, indem Sie sie provozieren. Tun Sie das in einer anonymen Umgebung und schädigen Sie sich und andere dabei nicht. Sie könnten in der Fußgängerzone in einer Stadt, wo man Sie nicht kennt, fremde Menschen zu einem Kaffee einladen, aber so abweisend, dass der andere das ganz sicher ablehnt. Beobachten Sie die Reaktion der anderen und wie es Ihnen dabei geht.« –
In der 18. Sitzung hatte sie die Aufgabe nicht gemacht, konnte sich aber erstaunlicherweise in ihrem Umfeld mehr durchsetzen und empfand mehr Selbstsicher-

heit. Allerdings wollte sie nicht mit allen Menschen ihrer Umgebung brechen. Ich empfahl ihr, nicht immer zu zeigen, dass sie sich durchsetzen könne.

5.3.3 Unrealistische Hoffnung nehmen

Manche Patienten blockieren sich und bleiben passiv wegen einer unrealistischen Hoffnung, dass andere Menschen sich irgendwann von selbst ändern und alles besser wird. Dieses Muster zu verdeutlichen, kann die Blockierung lösen und Veränderung anstoßen.

Frau K. litt seit Jahren an depressiven Verstimmungen im Rahmen familiärer Probleme, insbesondere mit den Eltern. Sie erwartete von der Therapie ein besseres Selbstwertgefühl ohne schlechtes Gewissen und einen freieren Umgang mit den Eltern und mit anderen Menschen. In der *vierten Sitzung* wurde deutlich, dass sie seit Jahren darauf wartete, dass die Eltern besser mit ihr umgehen.
THERAPEUT: »Ich denke, dass Sie zu viel Hoffnung haben, dass alles gut ausgeht.«
PATIENTIN: »Ich denke schon, dass sie mir positiv entgegenkommen.«
Therapeut: »Ich bin nicht überzeugt, dass die Hoffnung begründet ist.«
PATIENTIN: »Ich kann es mir auch nicht so richtig vorstellen, aber ich hoffe es.«
...
PATIENTIN: »Mein Mann sagt auch: ›Wahrscheinlich wirst du keine Antwort kriegen.‹ Ich weiß es nicht, das sagt mein Mann.«
THERAPEUT: »Wenn sogar er es sagt! Und er kennt Ihre Eltern.«
...
PATIENTIN: »Könnte ich zu den Eltern auch sagen: ›Ich brauche den Abstand einfach.‹? Aber das könnte nach hinten losgehen. Aber gar nichts zu sagen, fände ich auch nicht richtig.«
THERAPEUT: »Die Frage ist, ob Sie die Konsequenzen verkraften würden.«
PATIENTIN: »Die Reaktion wird sein, dass sie zuerst drüber nachdenken müssen und ich stillhalten und ihre Antwort abwarten muss.«
...
THERAPEUT: »Wo kommt eigentlich Ihre Hoffnung her, dass die Eltern sich verändern? ... Denn alles, was Sie bisher erzählt haben, ist nicht geeignet, die Hoffnung zu unterstützen.«
PATIENTIN: »Weil ich meine Eltern lieb habe und mir wünsche, dass sie mich verstehen ...«

THERAPEUT: »Worauf gründet sich die Hoffnung? Sie machen jahrelang andere Erfahrungen ... Dass es ein Wunsch ist, ist klar. Wo kommt die Hoffnung her, dass der Wunsch in Erfüllung gehen könnte?«
PATIENTIN: »Liebe, Hoffnung, Treue ... für mich gehört das alles zusammen. Ohne Liebe keine Hoffnung, ohne Hoffnung keine Liebe ...«
THERAPEUT: »Das heißt, wenn die Hoffnung weg wäre, wäre die Liebe auch weg?«
PATIENTIN: »Sicherlich ...«
THERAPEUT: »Ja, umso riskanter ist eine Veränderung.«
Am Ende dieser Sitzung gab ich explizit »keine Hausaufgabe« mit der Begründung, dass eine Hausaufgabe möglicherweise eine Veränderung anstoßen könnte und dann nicht nur die Hoffnung, sondern auch die Liebe zu den Eltern weg wäre.
Bis zur *nächsten Sitzung* hatte Frau K. trotz (oder wegen) dieser nicht aufgegebenen Hausaufgabe einiges geändert. Sie hatte mehr Abstand von den Eltern genommen, sah sie seltener und fühlte sich gut dabei ohne schlechtes Gewissen. Meine Warnungen vor Konfliktgesprächen und ihren Versuchen, die Eltern zu einer positiven Haltung zu bewegen, hatten sie zum Nachdenken gebracht und zur Erkenntnis, dass nicht das hoffnungsvolle Warten auf eine Veränderung der Eltern, sondern nur die eigene Veränderung das Problem lösen konnte. Die Therapie konnte beendet werden.

5.4 Kontexte

5.4.1 Auftragsklärung und Kontext

Auftragsklärung

Zu Beginn der Hilfeleistung sollte eine Auftragsklärung (Ruf 2005, 2013) erfolgen. Dabei gilt es, die explizit geäußerten und die implizit über Verhaltensweisen ausgedrückten Wünsche des Patienten oder Auftraggebers zu beachten. Es ist zu klären, wie viel Verantwortung der Patient für sich übernimmt und in welchem Kontext er sich Hilfe erwartet. In Abhängigkeit von seiner Wirklichkeitskonstruktion über das vorliegende Problem kann er unterschiedliche Aufträge explizit oder implizit äußern. Man sollte ihm kundenorientiert (Schweitzer 1995) bei seiner Wirklichkeitskonstruktion begegnen und seinen Wünschen nachkommen, sofern das möglich ist.

Die Behandlung depressiver Störungen erfolgt in bestimmten Kontexten. Der Kontext ist maßgeblich dafür, welche Bedeutung einem bestimmten Verhalten zugeschrieben wird. Unsere Gesellschaft und das Gesundheitswesen geben gewisse Kontexte vor, in denen die Tätigkeit professioneller Helfer erfolgt. Aufgabe der Helfer ist es, Krankheiten zu heilen oder zu lindern und die Gesellschaft vor bestimmten schädigenden Verhaltensweisen einzelner Kranker zu schützen. Dabei werden Krankheiten, die mit Funktionsdefiziten (vgl. Kapitel 1.1) einhergehen, postuliert und anhand entsprechender Kriterien definiert. Eine Krankheitsdefinition ist Voraussetzung für eine Finanzierung der Maßnahmen durch das Gesundheitssystem. Von den Professionellen werden eine Behandlung der krankheitsbedingten Defizite und eine Kontrolle selbst- und fremdgefährdender Verhaltensweisen gefordert.

Die im Folgenden beschriebenen Kontexte können sich überschneiden und gleichzeitig oder auch nacheinander vorliegen.

Normativer Kontext

Falls der Patient Suizidalität oder Fremdgefährdung nicht explizit ausschließt, Suizidabsichten äußert oder ein Verhalten zeigt, das auf eine Selbst- oder Fremdgefährdung schließen lässt, sind aus ethischen und rechtlichen Gründen Maßnahmen zum Schutz vor (selbst-)destruktivem Verhalten notwendig; diesen Kontext nenne ich normativen Kontext; Entscheidungen erfolgen nach den Grundsätzen des Rechtssystems und können z. B. zu einer Zwangseinweisung in eine psychiatrische Klinik unter Hinzuziehung der Polizei führen (Ruf 2005, 2013). Der Klient übernimmt dann keine Verantwortung für sein Leben oder diese Verantwortung wird ihm vom sozialen System abgesprochen.

Ein Wunsch nach einer Begutachtung oder einem Attest bedingt ebenfalls einen normativen Kontext. Dann geht es nicht um Behandlung, sondern um Attestierung eines angenommenen Defizits, z. B. als Voraussetzung für soziale Vergünstigungen. Da die Gesellschaft und das Gesundheitswesen bei Krankheiten von einer Beeinträchtigung von Funktionen (vgl. Kapitel 1.1) ausgehen und entsprechende Richtlinien für Begutachtungen entwickelt haben, muss sich der Gutachter entsprechend dem Auftrag an diesen Richtlinien orientieren.

Der systemischen Zielsetzung, die Denk- und Handlungsoptionen des Patienten zu erweitern, kann dadurch Rechnung getragen werden, dass die Möglichkeit einer Psychotherapie oder Familientherapie (im Problemlösekontext, s. u.) angeboten wird, die der Patient eventuell zu einem späteren Zeitpunkt in Anspruch nehmen kann.

Zwangskontexte in der Therapie entstehen, wenn diese zur Auflage gemacht wird.

Frau R., 36 Jahre alt und seit Jahren arbeitslos, war alleinerziehende Mutter einer elfjährigen Tochter. Wegen schwerer depressiver Zustände waren in den letzten Jahren mehrere stationäre Behandlungen erfolgt und eine Umschulung zur Wiedereingliederung in die Arbeitswelt für notwendig erachtet worden. Die Deutsche Rentenversicherung als Kostenträger schätzte ihre Belastbarkeit allerdings als zu gering ein und machte eine ambulante Psychotherapie zur Auflage vor Beginn dieser Maßnahme. Frau W. selbst führte die Depression auf Ängste und Unsicherheiten in ihrer schwierigen sozialen Situation zurück und zeigte sich hoch motiviert und ausreichend stabil, möglichst bald eine Umschulung und dann einen beruflichen Wiedereinstieg zu schaffen, um die finanzielle Lage für sich und die Tochter verbessern zu können. Ihre Therapiemotivation beschränkte sich auf die Frage, wie sie die Auflage der Deutschen Rentenversicherung erfüllen und baldmöglichst wieder beruflich Fuß fassen könnte. Dies wurde dann Thema der Therapie.

Krankheitskontext

Die explizit geäußerten Wünsche und das Verhalten des Patienten können ausdrücken, dass er ein Medikament oder eine unterstützende Maßnahme wegen eines angenommenen Defizits möchte. Unser Gesundheitswesen kommt diesen Wünschen entgegen, indem es symptomatisches Verhalten auf eine Krankheit, also auf ein Defizit, zurückführt[11], sodass entsprechende (z. B. medikamentöse) Maßnahmen zum

11 In der ICD-10 bezeichnet man mit psychischer Störung einen »klinisch erkennbaren Komplex von Symptomen oder Verhaltensauffälligkeiten [...], der [...] mit Belastung und mit Beeinträchtigung von Funktionen verbunden« ist (Dilling, Mombour u. Schmidt 1993, S. 23).

Ausgleich des Defizits nach den entsprechenden Richtlinien erforderlich erscheinen; das ist der Krankheitskontext; Entscheidungen müssen nach den sozialrechtlichen Vorgaben und nach den Grundsätzen des Gesundheitssystems erfolgen (Ruf 2005, 2013).

Falls der Klient ein psychisches oder organisches Defizit annimmt und durch psychiatrische oder sozialpsychiatrische Maßnahmen eine Erleichterung erreichen möchte, wird er eher passiv bleiben wollen und vom Behandler aktive Maßnahmen erwarten, die dann im Krankheitskontext erfolgen. Der Patient zeigt eine Verantwortungsübernahme für sich und sein Leben, sodass eine akute Gefährdung gering erscheint. Gegebenenfalls kann die Frage der Gefährdung mit dem Patienten besprochen werden und, falls notwendig, mit seiner Zustimmung eine Krankenhauseinweisung erfolgen.

Das systemische Vorgehen im Krankheitskontext richtet sich kundenorientiert nach den Wünschen des Patienten oder Klienten. Systemisches Vorgehen kann hier auch eine defizitorientierte Sichtweise als nützlich ansehen, sodass dann Maßnahmen ergriffen werden, um das angenommene Defizit auszugleichen, z. B. die Verordnung eines Antidepressivums nach den Richtlinien der Depressionsbehandlung. Falls der Patient jedoch andere Sichtweisen kennenlernen möchte, um mit der Belastung oder deren Auslöser besser umzugehen, kann man ihm therapeutische Gespräche anbieten. Damit eröffnet man in neutraler Weise Optionen für Maßnahmen im Problemlösekontext (s. u.).

Problemlösekontext

Es könnte sein, dass der Patient die Störung als ein Problem ansieht, an dessen Lösung er mit professioneller Hilfe arbeiten möchte, sodass sich eine systemische Therapie direkt anbietet. Ihm kann dann ressourcenorientiert die Fähigkeit unterstellt werden, dieses Problem mithilfe des Beraters zu lösen; diesen Kontext nenne ich Problemlösekontext. Ausgangspunkt der Therapie sind die Ziele des Patienten, die direkt erfragt werden können. Basierend auf der Annahme, dass die Wirklichkeitskonstruktion des Patienten wesentlich zum Problem beiträgt, sollte diese eingehend exploriert werden. Therapeutische Entscheidungen werden nach den Kriterien »nützlich« oder »nicht nützlich« gefällt, wobei letztendlich der Patient und nicht der Therapeut entscheidet, was als nützlich gilt (Ruf 2005, 2013).

Wenn der Klient von einem lösbaren Problem ausgeht, Verantwortung übernimmt und aktiv an einer Problemlösung mitarbeiten möchte, wird er Ansprechpartner suchen, die im Problemlösekontext Hilfe anbieten, z. B. einen Mitarbeiter des Sozialpsychiatrischen Dienstes, eine Beratungsstelle, einen Psychotherapeuten oder einen Seelsorger. Diese Verantwortungsübernahme für die Problemlösung ist normalerweise kombiniert mit einer Verantwortungsübernahme für das eigene Leben, sodass eine akute Selbst- oder Fremdgefährdung unwahrscheinlich wird. Die Frage der Gefährdung kann im Gespräch thematisiert und abgeklärt werden. Schätzt er sich selbst als gefährdet ein, wird er einer Krankenhauseinweisung zum eigenen Schutz normalerweise zustimmen.

5.4.2 Stationäre Behandlung

In der psychiatrischen Klinik (Ruf 2013) sind normativer Kontext, Krankheitskontext und Problemlösekontext gleichermaßen möglich und können beim selben Patienten gleichzeitig oder abwechselnd vorliegen. Eine teilstationäre oder stationäre Behandlung ist indiziert, wenn das ambulante Setting nicht ausreicht. Die dadurch erreichte räumliche Distanz zwischen Patient und Familie kann familiäre Spannungen reduzieren, somit eine Entlastungsfunktion im Familienleben einnehmen, und außerdem von der Arbeit entlasten.

Die 56-jährige Frau B. klagte über schwere depressive Verstimmungen und Panikattacken, ausgelöst durch eine Vielzahl von Belastungsfaktoren. Gedanken an den sexuellen Missbrauch durch den Vater in der Kindheit, für den die Mutter ihr selbst die Schuld gegeben habe, würden sich immer wieder aufdrängen. Bis vor neun Jahren sei sie drogenabhängig gewesen. Jetzt mache sie sich Sorgen um die drogenabhängige, obdachlose und herzkranke Tochter, die sich nicht behandeln lasse. Im vergangenen Jahr seien drei Verwandte gestorben. Ein Mitbewohner belästige und bedrohe sie. Sie bekomme ihr Leben nicht mehr in den Griff und brauche Abstand von den Belastungen, um für sich in Ruhe einen Weg zu finden. Ich empfahl ihr eine stationäre Behandlung.

Eine systemisch arbeitende Klinik unterscheidet sich im Umgang mit den Patienten von einer konventionell arbeitenden Klinik (vgl. SYMPA-Projekt, Schweitzer u. Nicolai 2010). Sie bietet einen Schonraum, in dem neue Verhaltensweisen erlernt und geübt werden können. Nach einer Auftragsklärung mit Patient und Angehörigen erfolgt ein Genogramminterview zur Entwicklung eines systemischen Fallverständnisses. Die Behandlung umfasst neben systemischen Einzelgesprächen auch Gruppentherapie, Familiengespräche und systemische Kooperationsgespräche (Keller 2002) zwischen den professionellen Helfern verschiedener in der Klinik tätiger Berufsgruppen, den Patienten und Angehörigen. Ziel dieser Gespräche sind bessere zukünftige Lösungen für den Patienten. Die im Krankheitskontext vorherrschende Unterstützung durch soziale und medizinische Maßnahmen stellt in schweren Lebenskrisen eine vorübergehende wichtige Hilfe dar, bis der Patient wieder selbst lernt, Verantwortung für sich zu übernehmen. Für manche Patienten wird die Klinik vorübergehend zum Ersatz für andere soziale Kontakte. Schließlich ist die Klinik in der Lage, durch eine geschlossene Unterbringung eine soziale Kontrolle über selbst- oder fremdgefährdendes Verhalten des Patienten effektiv durchzusetzen. Über Medikamente, Diagnosen und Freiheitseinschränkungen wird mit dem Patienten verhandelt. Eventuell wird eine Behandlungsvereinbarung über zukünftige Wiederaufnahmen verfasst. Der Patient darf den Entlassbrief lesen und gegebenenfalls auch darauf Einfluss nehmen.

5.4.3 Behandlung mit Medikamenten

Eine Behandlung mit Medikamenten ist normalerweise dem Krankheitskontext zuzuordnen. Es hat sich bewährt, gegenüber dem Patienten folgende systemische Haltung einzunehmen und gegebenenfalls explizit zu formulieren (Ruf 2013): Medikamente helfen relativ schnell symptomatisch, lösen aber direkt keine sozialen Probleme. Gespräche können helfen, Probleme zu lösen, wirken aber nicht schnell und primär nicht symptomatisch. Der Patient soll selbst entscheiden, ob er das eine, das andere oder beides möchte. Wenn ein Patient Medikamente erwartet, ist es sinnvoll, nach medizinischen Kriterien ein Psychopharmakon anzubieten.

Der 60-jährige Schreinermeister Herr K. erlebte seit Jahren im eigenen Geschäft eine hohe berufliche Belastung. Nach dem Tod der Mutter zwei Jahre zuvor war eine erste depressive Episode aufgetreten. Aktuell befand sich die Firma in einer finanziellen Krise. Zudem hatte er eine junge Frau kennengelernt und seine Frau bezüglich dieser Affäre belogen, was ihn und nach seinem Geständnis auch seine Frau stark belastete. Diese Belastungen hatten eine erneute depressive Krise ausgelöst.

Er wünschte eine Weiterführung der vom Hausarzt begonnenen antidepressiven Behandlung. Meine Empfehlung einer systemischen Therapie wurde weder von ihm noch von seiner Frau angenommen, sodass sich die Behandlung auf die Besprechung der Antidepressiva und einige Monate später auf die Einleitung einer stationären Behandlung mit nachfolgender Reha beschränkte.

Manche Patienten leiden stark und zeigen schwere depressive Symptome. In solchen Fällen ist es sinnvoll, eine rasch wirkende medikamentöse Behandlung zu empfehlen und zusätzlich längerfristig die prinzipielle Möglichkeit einer Psychotherapie anzubieten. Wenn Patienten bezüglich der Psychotherapie unschlüssig sind, kann man ihnen die Aufgabe geben, zu beobachten, ob es in ihrem Leben Hinweise gibt, dass Gespräche helfen können; in diesem Fall könne man ein Vorgespräch anbieten.

5.5 Methoden

5.5.1 Zirkuläre Fragen

Prinzipien zirkulärer Fragen

Das zirkuläre Befragen ist ein wesentlicher Bestandteil der systemischen Therapie. Von der Mailänder Gruppe eingeführt (Selvini Palazzoli et al. 1981), wurden von den Familienmitgliedern Informationen über ihr Verhalten untereinander erfragt. Zwischenzeitlich werden aber auch die unterschiedlichsten systemischen Fragetechniken unter dem Begriff »zirkuläres Fragen« zusammengefasst. »Da das Verhalten von Menschen nicht von dem bestimmt wird, was andere Leute tatsächlich denken, sondern von dem, was sie denken, was die anderen denken, empfiehlt es sich, ganz direkt und ungeniert nach Vermutungen und Spekulationen über andere zu fragen« (Simon u. Rech-Simon 2004, S. 21). Mit zirkulären Fragen werden zirkuläre Prozesse erfragt und damit Informationen gewonnen.

Aber auch die Erzeugung und Verdeutlichung von Unterschieden stellt eine Form des zirkulären Fragens dar, weil ein Unterschied in psychischen und sozialen Systemen als potenzielles Glied zirkulärer Interaktionen in sich selbst zirkulär sein kann. Wenn z. B. im sozialen System der Familie eine neue Unterscheidung eingeführt wird, kann diese mehrere Mitglieder betreffen. »Grundsätzlich definiert ein Unterschied immer eine Beziehung zwischen Kategorien, Phänomenen oder Einheiten, die gerade unterschieden werden. Diese Beziehung wiederum ist immer reziprok und daher immer zirkulär. Ist *er* beispielsweise aufgeweckter als *sie*, dann ist sie schwerfälliger als er« (Tomm 1994, S. 101, Hervorhebungen im Original).

Mit zirkulären Fragen werden nicht nur Informationen gewonnen, sondern auch Botschaften in das Patientensystem eingebracht, sodass das Fragen selbst zur therapeutischen Intervention wird. In der Metakommunikation über das Verhalten oder über vermutete Erklärungen und Bewertungen anderer Personen werden die Wirklichkeitskonstruktionen des Patienten bzw. seiner Familie exploriert und neue

Wirklichkeitskonstruktionen angeboten, um die Denk- und Verhaltensoptionen des Patienten oder seiner Familie zu erweitern.

In diesem Buch sollen als »zirkuläre Fragen« alle Fragen verstanden werden, die sich auf zirkuläre Prozesse im psychischen oder sozialen System beziehen, also Fragen bezüglich der Wirklichkeitskonstruktionen, der familiären und sozialen Bezüge des Patienten wie auch des therapeutischen Systems.

Mit zirkulären Fragen können folgende Bereiche exploriert werden:

1. Auftragsklärung und Wirklichkeitskonstruktion:

»Wie kann ich Ihnen helfen? Welche Wünsche haben Sie an die Behandlung? Worauf führen Sie Ihr Problem zurück? Wieso ist Ihr Problem noch nicht gelöst nach Ihren früheren Psychotherapien? Was hat in diesen Therapien gefehlt? Angenommen, es gäbe eine für die Problemlösung zentrale Frage, die bisher noch nie jemand an Sie gestellt hat: Wie könnte diese Frage lauten? Was müsste in diesem Gespräch passieren, dass Ihre Frau denkt, es hat sich gelohnt, hierherzukommen. Was müsste ich tun, damit Ihr Sohn ganz bestimmt nicht zum nächsten Gespräch mitkommen würde?«

2. Möglichkeitsraum:

»Angenommen, die jetzt begonnene Therapie würde in einem Jahr mit optimalem Ergebnis abgeschlossen, wir würden uns danach wiedertreffen, und ich würde Sie fragen: Was machen Sie jetzt anders? Was würden Sie antworten? Angenommen, die Therapie würde alles viel schlechter machen: Was wäre im schlimmsten Fall in einem Jahr? Angenommen, es gäbe keine Psychotherapie, weder hier noch sonst wo: Wie würde Ihr Leben weitergehen?«

3. Ressourcen:

»Was hat Ihnen in Ihrer schlimmen Kindheit die Kraft gegeben zu überleben? Wie haben Sie es geschafft, trotzdem einen Beruf zu lernen, eine Familie zu gründen und das zu werden, was Sie jetzt sind? Was haben Sie in Ihrer schwierigen Kindheit gelernt, was andere nie lernen?«

4. Zirkuläre Prozesse im psychischen System:

»Was passiert, wenn Sie denken, die Depression sei eine Stoffwechselkrankheit? Was würde passieren, wenn Sie stattdessen denken würden, die Depression sei von Ihrer Lebenssituation abhängig? Welche Auswirkungen hätte das auf Ihr Befinden / auf Ihre Zukunftsplanung?«

5. Zirkuläre Prozesse im sozialen System (triadische Fragen):

»Wie reagiert Ihre Mutter, wenn Sie antriebslos im Zimmer sitzen? Was macht danach der Vater? Welche Auswirkungen hat das wiederum auf Sie selbst? Wie reagieren Sie dann?«

6. Das therapeutische System:

»Angenommen, die Therapie würde so weitergehen wie in den bisherigen Sitzungen: Wie würde es dann in einem Jahr aussehen? Angenommen, ich wollte, dass die Therapie genauso wenig bringt, wie Ihre letzte Psychotherapie: Was müsste ich tun? Angenommen, ich wollte Sie verärgern und dafür sorgen, dass Sie die Therapie hier abbrechen: Wie könnte ich das ganz sicher erreichen?«

7. Rückfallprophylaxe:

»Angenommen, die bisherigen jährlichen Rückfälle in die Depression würden im nächsten Jahr ausbleiben: Wie würde die Familie reagieren? Angenommen, Sie wollten wieder einen Rückfall provozieren: Was müssten Sie tun? Angenommen, Sie wollten, dass Ihre Familie Sie wieder in die Klinik zwangseinweisen lässt: Wie könnten Sie das erreichen?«

Durch die mit diesen Fragen eingeführten neuen Ideen können bisher unbewusste Muster bewusst gemacht und die Denk- und Verhaltensspielräume erweitert werden.

Einführung von Unterschieden

Mit zirkulären Fragen werden Unterschiede in das Gespräch eingeführt, also neue Sichtweisen, neue Wirklichkeitskonstruktionen, die einen relevanten Unterschied zum bisherigen Denken ausmachen. Diese neuen Sichtweisen sollten so gestaltet sein, dass sie besser als die bisherigen Denkweisen zum derzeitigen Leben des Patienten passen und damit Lösungen für die von ihm geschilderte Problemgeschichte darstellen.

Der Vater der jetzt 55-jährigen Frau O. war Alkoholiker und wenig für die Familie präsent. Frau O. musste in ihrer Kindheit früh Verantwortung übernehmen und für die Mutter als Ersatzpartner fungieren. Nach dem Tod der Mutter vor einigen Jahren fühlte sie sich, als ob ihre »Wurzeln abgehackt« wären; sie kam in eine zunehmende Depression und erlebte ihr Leben als sinnlos. »In meinem jetzigen Zustand würde meine Mutter mich zusammenscheißen, weil ich so eine Flasche bin und nichts geregelt kriege.« Ich führte einen Unterschied in der Bewertung ihres Zustands ein: »Wozu ist es gut, wenn Sie jetzt in Ihrer Depression Ihre Flasche-Seite zeigen?« Diese Frage regte sie zum Nachdenken an. Sie kam zu dem Ergebnis, dass ihre Depression als Anti-Haltung gegen das frühere Funktionieren verstanden werden könne und dass diese möglicherweise eine schwere körperliche Erschöpfung oder gar noch schwerer wiegende Folgen, wie einen Herzinfarkt, verhindern würde. Frau O. arbeitete in weiteren Gesprächen an einer Sensibilisierung für ihre eigenen Grenzen, lernte mit ihren Kräften besser zu haushalten und setzte sich mit den dabei aufkommenden alten Ängsten und Selbstwertzweifeln auseinander.

Herstellung einer Außenperspektive

Die in den Familien häufig anzutreffenden linear kausalen Ursache- und Schuldzuweisungen können durch hypothetische Zukünfte, aus dem Futur II betrachtet, gestört werden. Die jetzige Zukunft wird aus dieser Metaperspektive zur Vergangenheit, und Ursache und Wirkung eigener und fremder Handlungen werden miteinander verbunden.

»Stellen Sie sich vor, wir treffen uns hier wieder, wenn Ihr Problem gelöst ist, und Sie schauen auf den Problemlöseprozess und die Therapie zurück. An welchen ersten Schritt der Problemlösung werden Sie sich erinnern?«

Eine veränderte Sichtweise durch eine Außenperspektive kann man auch durch einen fiktiven Kameramann erhalten.

»Angenommen, ein Kameramann hätte bei Ihnen einen Film gedreht, was wäre jetzt auf dem Film zu sehen? Falls der Kameramann nach der Lösung Ihres Problems in einem Jahr wieder einen Film drehen würde: Welche Unterschiede würde er sehen?«

5.5.2 Narrative Methoden

Prinzipien der narrativen Methoden

Die Geschichten, mit denen jemand sein Leben erzählt und aus denen er seine Biografie konstruiert, können zufrieden machen oder Probleme bereiten. Eine Problemgeschichte kann z. B. entstehen, wenn jemand in der Erinnerung nur die Misserfolge und negativen Ereignisse im Leben aneinanderreiht und die Erfolge vergisst. Bei der narrativen Therapie werden zusammen mit dem Klienten Geschichten für seine Lebensbeschreibung gesucht, die für sein Leben hilfreicher sind als seine bisherigen. Bei problematisch erlebten Wirklichkeitskonstruktionen bietet der Therapeut andere Wirklichkeitskonstruktionen an, mit denen der Patient besser leben kann. Der Patient kann auch angeregt werden, seine eigene Geschichte weiterzudenken, um selbst zu einer neuen Sichtweise zu gelangen.

Die 58-jährige Frau N. klagte, sie gehe bei Kritik »an die Decke« und werde ungerecht. Das liege an ihrer Kindheit. Die Mutter habe sie in der Kindheit geprügelt, während der Vater der ruhige Punkt gewesen sei. Bei der Mutter sei sie in der Rangordnung das Schlusslicht gewesen, während der Bruder im Mittelpunkt gestanden habe. Sie habe aber auch ein schlechtes Gewissen gegenüber der Mutter und habe sie nicht bloßstellen wollen, deshalb habe sie sich erst jetzt zur Therapie aufraffen können. Sie wolle durch die Therapie lernen, besser damit umzugehen, und diesen Teil der Kindheit ohne Zorn hinter sich lassen. Therapieziel sei, dass sie am Grab der Mutter stehen und ohne Zorn zurückdenken könne. Am Ende der zweiten Sitzung empfahl ich ihr, in einem fiktiven Brief an die verstorbene Mutter alle ihre Gedanken zu Papier zu bringen, die sie ihrer Mutter noch gerne mitteilen würde. In der dritten Sitzung ging es ihr gut. Sie habe einen fünf Seiten langen Brief an die Mutter verfasst; dann sei ihr klar geworden, dass der Frust und Zorn der Mutter eigentlich gar nicht gegen sie gerichtet gewesen sei, sondern gegen den Vater, der fremdgegangen sei. Die Mutter habe in großer Angst gelebt, ihr Mann könnte sie verlassen; von der Mutter habe sie die Aufgabe bekommen, den Vater immer wieder durch gutes Zureden davon abzuhalten. Als Lieblingskind des Vaters habe sie das schließlich auch erreicht. Nach dieser Erkenntnis sei sie innerlich viel ruhiger und fange nicht mehr an rumzuheulen. Sie habe sich vorgenommen, wieder zum Grab der Mutter zu gehen. »Jetzt weiß ich das und kann anders damit umgehen. Ich vergebe der Mutter im Nachhinein, weil ich erkannt habe, wieso sie so war.« Die Therapie konnte nach dieser Sitzung beendet werden.

Sinnangebote

Patienten haben manchmal ein Bedürfnis, die unerklärlichen und das Selbsterleben erschütternden depressiven Episoden sinnerfüllend in ihre Lebensgeschichte einzuordnen. Eine gemeinsame Sinnsuche in den Therapiegesprächen kann dazu verhelfen.

Frau B. hatte immer wieder für sie unerklärliche depressive Episoden, manchmal ausgelöst durch Konflikte oder Belastungen in der Familie. In den Therapiegesprächen wurde deutlich, dass sie sich selbst zurücknahm, ihre eigenen Bedürfnisse ignorierte und für das Wohl der Kinder und ihres Mannes alle Kräfte einsetzte. Bei Konflikten mit ihrem Mann steckte sie zurück und vermied offene Auseinandersetzungen und Streit. Ich deutete ihre Depression als Opfer, das sie für die Familie, insbesondere für die Kinder, erbrachte. Um den Kindern eine schöne Kindheit zu ermöglichen, opferte sie die Erfüllung ihrer persönlichen Bedürfnisse. Diese Erklärung erfüllte ihr Leben mit neuem Sinn, und sie konnte besser zu ihrem Einsatz für die Familie stehen. Eine Verhaltensänderung kam für sie nicht infrage.

Kontextualisierung

Eine Depression wird häufig als psychische Krankheit gesehen, die man sich zuzieht wie eine Grippe. Die Einfluss- und Verarbeitungsmöglichkeiten nehmen zu, wenn man Zusammenhänge zur Lebenssituation herstellen kann. Wenn diese Zusammenhänge bewusst werden, kann man einen besseren Weg im Umgang mit den Belastungen suchen.

Die 46-jährige Frau F. lebte mit ihrem Mann und den drei Kindern zusammen. Seit fünf Jahren ist eine Augenerkrankung bekannt, zuerst rechts, zwischenzeitlich auch links, an der sie langsam, aber sicher erblindet. Schon jetzt kann sie ohne Hilfsmittel nicht mehr lesen. Vor fünf Jahren hatten mehrere Todesfälle in der Familie zu einer starken psychischen Belastung geführt, seitdem kommt es immer wieder zu depressiven Verstimmungen und bei kleinen Auslösern zu Tränen und zu verbaler Aggressivität gegenüber der Familie. Nach ihrer Vorstellung hatte sie sich mit dieser »Depression« eine weitere chronische Krankheit zugezogen. In den Therapiegesprächen erfragte ich Zusammenhänge zwischen den depressiven Verstimmungen und ihrer Lebenssituation. Es wurde deutlich, dass die depressiven Verstimmungen eine Reaktion darstellten, anfangs auf die zwischenzeitlich verarbeiteten Todesfälle und jetzt auf die schwere Augenkrankheit. Daraufhin änderte sich ihre Einschätzung. Nachdem sie früher gedacht hatte, eine psychische Krankheit würde sie so depressiv und aggressiv machen, sei ihr nun klar geworden, dass diese Empfindungen und Verhaltensweisen eine nachvollziehbare Trauerreaktion in einer kritischen Lebenssituation darstellten. Wir besprachen, wie sie sich mit dieser Augenkrankheit abfinden und trotzdem das Beste aus ihrer Situation machen könnte. In der dritten Sitzung ging es ihr deutlich besser. Sie ging daraufhin öfter mit ihrem Mann aus und kümmerte sich um technische Sehhilfen. Ihrem Mann brachte sie bei, sie zu schminken, danach verbesserte sich auch die eheliche Beziehung deutlich.

Fokusverschiebung

Depressive Patienten beschreiben sich selbst und ihre Biografie defizitorientiert. Sie selektieren aus ihrer Biografie negative Erlebnisse und Situationen, in denen sie sich selbst negativ bewerten, und konstruieren daraus eine Lebensgeschichte von Misserfolgen, Kränkungen und Schwächen. Die Folgen sind ein problembehaftetes Selbstbild und ein geringes Selbstbewusstsein. In der Therapie verhilft eine Fokusverschiebung auf die vergessenen positiven Aspekte und Stärken zu einem besseren Umgang mit sich und der Vergangenheit. Folgende zentrale Frage kann in der Therapie gestellt werden:

»Wie haben Sie es geschafft, trotz Ihrer schrecklichen Kindheitserlebnisse einen guten Beruf zu lernen und eine Familie zu gründen? Was hat Ihnen die Stärke gegeben zu überleben?«

Die nach der biografischen Entwicklung oft erklärbare negative Selbstsicht kann einen Rückzug in die Depression begünstigen, wenn äußere Belastungen dazukommen und der Patient nicht wagt, seine persönlichen Bedürfnisse zu formulieren. Fokusverschiebungen hin zu einer positiven Selbstsicht und eine Balancierung der Ambivalenz zwischen passivem Rückzug und offensivem Vertreten der eigenen Bedürfnisse können Selbstbewusstsein und Abgrenzungsfähigkeit verbessern.

Der 40-jährige Herr B., Betriebswirt in einem Konzern, hatte früher unter einem autoritären Vater gelitten, der seine Leistungen nie gewürdigt hatte, und fühlte sich jetzt nach kritischen Rückmeldungen seines Chefs seiner Arbeit nicht mehr gewachsen und unfähig. Aktuell wünschte er Hilfe wegen seiner depressiven Verstimmungen mit Selbstmordgedanken, Existenzängsten und »Minderwertigkeitskomplexen«. Sein Chef habe ihn verheizt und so hohe Ziele vorgegeben, dass er diese trotz einer wöchentlichen Arbeitszeit von 60 bis 70 Stunden nicht erreicht habe. Zur schnellen Entlastung bescheinigte ich Arbeitsunfähigkeit und erläuterte die Möglichkeiten einer antidepressiven Behandlung, einer psychosomatischen Tagesklinik oder einer ambulanten Psychotherapie. Eine Psychotherapie bei mir und eine antidepressive Behandlung bei meiner Praxiskollegin wurden von ihm gewünscht.
In der *ersten Therapiesitzung* formulierte er als Ziel eine Neupositionierung. Er wolle lernen, Nein zu sagen, um mehr Freizeit mit seinen Kindern und der neuen Partnerin verbringen zu können, wolle aber nicht werden wie sein besserwisserischer Vater, der ihn immer mit anderen verglichen habe. Wegen seines mangelnden Selbstbewusstseins befürchte er, auch bei einem von ihm angestrebten Stellenwechsel den Auftrag des neuen Arbeitgebers nicht erfüllen zu können. Ich gab ihm die Aufgabe, zur nächsten Sitzung ein Organigramm der Firma mitzubringen.
Infolge der Ruhepause durch die Krankschreibung fühlte er sich in der *zweiten Sitzung* schon etwas besser. Während er immer wieder seine Unfähigkeit betonte, fokussierte ich auf seine Stärken: seine emotionale Stärke und Empa-

thie wie auch seinen Humor und seine Leidenschaft, Probleme zu lösen. Er konnte im Laufe des Gesprächs zunehmend die Gründe für sein Scheitern mehr seinem Chef und der Firmenkultur zuschreiben als sich selbst. Es wurde ihm bewusst, dass sein Chef ihm unlösbare Aufträge erteilte, weil dieser ihm nicht die notwendigen Kompetenzen und Befugnisse zur Erledigung seiner Aufgaben zugestand.

Die *dritte Sitzung* hatte erneut seine Probleme am Arbeitsplatz zum Thema. Er fühlte sich zunehmend in der Firma entmachtet, und es wurde ihm zur Last gelegt, dass er zu gut mit seinen Untergebenen umging. Er war ein kreativer Mensch und löste gerne die auftretenden Probleme, machte aber die von der Geschäftsleitung geforderten und zeitaufwendigen monatlichen Reportings nur ungern und arbeitete dabei langsam, was auch seinem Chef nicht entging. Während er dies als sein Defizit bewertete, unterstellte ich ihm die Fähigkeit zur Verhaltensänderung und gute Gründe für sein bisheriges Verhalten, nämlich eine (unbewusste) Entscheidung nach seinen eigenen Prioritäten. Bisher waren ihm interessante und kreative Tätigkeiten so wichtig, dass er dafür unangenehme und ihm sinnlos erscheinende Routinetätigkeiten liegen ließ und den Preis einer Rüge durch den Chef in Kauf nahm.

Die durchgehende Krankschreibung führte zu einer allmählichen weiteren Besserung. Bis zur *vierten Sitzung* hatte er sich dafür entschieden, die Kränkungen durch den Chef und die unangenehmen bisherigen Tätigkeiten nicht mehr weiter ertragen zu wollen. Er unterschrieb in der Firma einen Änderungsvertrag und stieg in der Hierarchie eine Stufe ab zu einer Position, wo er weniger Ärger und mehr positive Rückmeldungen für seine Arbeit erwartete.

In der *fünften Sitzung* hatte er auf einer Skala zwischen null und zehn in Bezug auf seine Besserung bereits vier bis fünf Punkte erreicht. Er nahm sich mehr Zeit für positive Tätigkeiten und den Umgang mit seinen Kindern. Die Zeit zum Nachdenken hatte ihn neue Werte entdecken lassen; er fühlte sich stärker und wollte von seiner bisherigen Haltung wegkommen, seinen Vater und seinen Chef immer überzeugen zu wollen, dass er o. k. sei.

In den folgenden Wochen ging er nach der Beendigung seiner Krankschreibung wieder zur bisherigen Firma zurück, aber jetzt in die neue, weniger verantwortungsvolle Position. Nachdem auch hier die Kränkungen durch die Geschäftsleitung nicht ausblieben, entschloss er sich, die Firma ganz zu verlassen, und widmete sich der Stellensuche. Er entwickelte mehr Selbstbewusstsein und fing an, häufiger Nein zu sagen. Schließlich fand er eine Stelle in einer anderen Firma

und stellte sich den neuen Herausforderungen. Die Therapie wurde nach der 12. Sitzung beendet.
Zusammenfassung: Weil er in der Kindheit bei einem autoritären, abwertenden Vater nicht lernen konnte, seine Meinung zu vertreten, sich abzugrenzen und Nein zu sagen, führten Überlastung und fehlende Anerkennung bei der Arbeit zu einer schweren depressiven Krise. Therapeutisch erfolgte zuerst eine Entlastung durch die Krankschreibung und die niedrig dosierte antidepressive Behandlung. Dann erfolgten in der Therapie mehrfach Fokusverschiebungen von einer negativen Selbstsicht zu seinen Stärken und Fähigkeiten. Statt Unfähigkeit wurden ihm gute Gründe für sein bisheriges Verhalten unterstellt und der Preis für einerseits angepasstes Verhalten und andererseits Nein-Sagen besprochen. Darunter kam es zu einer allmählichen Stabilisierung, und er traute sich schließlich eine berufliche Neuorientierung zu.

Positive Konnotation

Bei der positiven Konnotation werden im Therapiegespräch vom Klienten erwähnte negative Bewertungen von symptomatischen Verhaltensweisen durch positive ersetzt, um eine positive Selbstsicht zu ermöglichen und das Selbstbewusstsein zu stärken. Folgende Umdeutungen sind beispielsweise möglich:

setzt keine Grenzen → hat ein großes Herz

schwach → schützt sich vor Überforderung

besorgt → verantwortungsbewusst

ängstlich → vorsichtig

Vermeidungsverhalten → hört auf Warnsignale seines Körpers

lässt alles mit sich machen → die Familie ist ihm wichtig

passt sich an → Harmonie ist für ihn ein hoher Wert

Rückzug → lässt anderen den Vorzug

antriebslos → geht ökonomisch mit der Energie um

Die positive Konnotation hat ihre Grenzen, wo ein Verhalten moralisch nicht mehr positiv gesehen werden kann, z. B. bei Gewaltanwendung oder Missbrauch. Werden solche Handlungen während der Therapie bekannt, wird der Problemlösekontext verlassen und ein normativer Kontext etabliert (vgl. Abschnitt 5.4.1).

Metaphern

Die Metapher ist eine rhetorische Figur, in der ein Wort nicht in seiner wörtlichen, sondern in einer übertragenen Bedeutung verwendet wird. Ein großer Teil unserer Sprache besteht aus Metaphern.

Auch die von den Klienten im Zusammenhang mit ihren Problemen geschilderten Wirklichkeitskonstruktionen sind oft metaphorisch strukturiert. Metaphern können zu sich selbst erfüllenden Prophezeiungen führen. So kann die in der Psychiatrie oft verwendete Metapher einer notwendigen »Stütze« oder »Krücke« ein unabänderliches Defizit nahelegen und die Suche nach Veränderung bremsen. In der Behandlung kann man mit anderen Metaphern neue Realitäten schaffen und damit für den Patienten bisher unbekannte Möglichkeiten eröffnen.

Statt der defizitorientierten Beschreibung als Krankheit kann ressourcenorientiert die metaphorische Beschreibung eines »Rückzugs in die Depression« angeboten werden. Diese Metapher betont die aktive Handlung und Beeinflussbarkeit und regt Denkprozesse an, nach Hinweisen für diese Beeinflussbarkeit zu suchen.

»Was hat Sie vor dem letzten Klinikaufenthalt dazu bewogen, sich in die Depression zurückzuziehen? Wozu war das gut? Angenommen, Sie hätten sich nicht in die Depression zurückgezogen: Wie hätten Sie dann auf die Kränkung reagiert? Wäre das schlimmer oder besser gewesen?«

Metaphern können eingeführt werden, um Hypothesen plastisch zu verdeutlichen.

Frau Z. hatte zwei depressive Episoden in der Vorgeschichte. Sie klagte aktuell über Belastungen durch ständig nörgelnde Nachbarn, die ihre Mülltrennung kontrollieren würden, und über Grenzverletzungen durch die Schwiegermutter. Sie wollte durch die Therapie gegenüber diesen Personen nichts ändern, aber gelassener und ruhiger bleiben und den bisherigen Zorn nicht mehr spüren. Ich führte einen metaphorischen Vergleich ein: »Das ist so, wie wenn Sie auf eine heiße Herdplatte fassen, und es tut weh. Durch die Therapie wollen Sie nun erreichen, dass Sie weiterhin auf die heiße Herdplatte fassen können, aber es soll nicht mehr wehtun. Das wird nicht funktionieren. Sie könnten aber überlegen, ob Sie lernen wollen, nicht mehr auf die Herdplatte zu fassen.«

Externalisierung

Eine Externalisierung (vgl. White u. Epston 1989; Retzer 2004) kann das bisher im Patienten lokalisierte Problem nach außen verlagern und damit handhabbarer machen. Die Probleme oder Eigenschaften, die bisher an Personen oder Beziehungen festgemacht wurden, verselbstständigen sich und werden dadurch weniger belastend und einschränkend.

»Wenn Ihre Depression ein Mensch wäre, wäre sie ein Mann oder eine Frau? Wie groß? Welche Eigenschaften hätte sie? Wo würde sie sich (hier im Raum) befinden? Wäre sie immer an derselben Stelle? Wann wäre sie näher bei Ihnen, wann weiter weg? Was würde sie mit Ihnen machen? Angenommen, Sie wollten, dass der Herr Depression (oder: die Frau Depression) näher zu Ihnen kommt, was müssten Sie tun? Falls Sie wollten, dass sie weiter weggeht, was müssten Sie tun?«[12]

Danach kann dasselbe für die Normalität erfragt werden. Eruiert werden vor allem die Einflussmöglichkeiten des Patienten auf das Vorhandensein oder die Nähe des Problems bzw. der Normalität.

12 Vgl. Retzer 2002, S. 100 ff.; Retzer entwickelte diese Intervention für die Behandlung der Psychosen; sie ist auch bei der Depression einsetzbar und wurde hier entsprechend adaptiert.

5.5.3 Status quo versus Veränderung

Verhaltensübungen

In manchen Fällen verhindern starke Ambivalenzen ein eindeutiges Handeln. Dann können die Risiken von Veränderung besprochen werden. Falls diese für den Patienten tragbar erscheinen, kann die Aufgabe, verschiedene Verhaltensweisen übungsweise auszuprobieren, die Optionen des Patienten erhöhen.

Eine Patientin mit der Diagnose Dysthymia wollte anders sein als ihre immer schwarzsehende, depressiv leidende Mutter. Sie hatte Stress durch ein kleines Kind und aktuell ihren Arbeitsplatz verloren. Gleichzeitig wollte sie für ihren Mann eine Stütze sein, dessen Arbeitsplatz ebenfalls in Gefahr war. In dieser Situation kam sie depressiv und weinend in meine Praxis. Wir sprachen in zwei Therapiesitzungen ihre Ambivalenz durch in der Frage, ob sie wie ihre Mutter Leiden zeigen dürfe oder es überspielen müsse. Ich empfahl ihr, beides ab und zu auszuprobieren: depressiv sein wie ihre Mutter oder alternativ schauspielern, damit sie nicht depressiv wirke. Sie berichtete über eine für sie unerwartete Folge der Übung: Wenn sie anderen ihre schlechte Stimmung mitteilte, führte das zu einer Besserung ihres Befindens. Den dritten geplanten Termin sagte sie ab, weil es ihr gut gehe; es habe ihr geholfen zu besprechen, wo man traurig sein dürfe, wo man sich arrangieren müsse, und dass man auch ambivalent sein dürfe (vgl. Ruf 2005, S. 203).

Besprechung des bewusst steuerbaren Bereichs

Die Motivation zu einer systemischen Therapie oder überhaupt zu Psychotherapie entspringt normalerweise einer Unzufriedenheit mit dem Status quo und einer (möglicherweise unbewussten) Ambivalenz zwischen Wünschen nach Veränderung einerseits und Wünschen nach Nichtveränderung andererseits. Beeinflusst durch die gängigen Krankheitstheorien, werden meistens keine wesentlichen Einflussmöglichkeiten auf die depressiven Symptome und auf das eigene Befinden gesehen. Die konkrete Nachfrage nach diesen Einflussmöglichkeiten regt Denkprozesse an, und es können dann häufig Bereiche genannt werden, die willentlich steuerbar sind. Diese steuerbaren Bereiche liegen meistens im Beginn der depressiven Episode, bevor sich der Patient völlig in sich zurückzieht.

»Angenommen, Sie wollten wieder in eine Depression kommen: Was müssten Sie tun?«

Diese Frage können manche Patienten sehr konkret beantworten. Wenn das bewusst ist, kann man es im Umkehrschluss auch bleiben lassen. Mit entsprechenden Fragen werden die Optionen des Patienten und seiner Familie erweitert.

In der Familie kann man z. B. fragen, was wer tun müsste, um den Patienten zu einem erneuten Klinikaufenthalt zu bringen.

Das Gute an der Depression

Da man dem Patienten prinzipiell die Fähigkeiten zur Veränderung zutraut, stellt sich die Frage, was ihn bisher von dieser Veränderung abgehalten hat. Das können die guten Seiten seiner bisherigen Verhaltensweisen und Problemlösungsversuche sein, also auch die guten Seiten der Depression.

»Was war schön in Ihrer letzten depressiven Episode? Wozu ist die Depression gut? Sind Sie mit Ihrem Leben im Frührentnerstatus zufrieden?«

Der 55-jährige Herr H. stellte als Hobbykünstler regelmäßig seine Gemälde öffentlich aus. Seit 13 Jahren litt er immer wieder an depressiven Episoden von einigen Monaten Dauer. In diesen Phasen kamen ihm bessere künstlerische Ideen als in den guten Zeiten. Allerdings strengte ihn die Umsetzung seiner Ideen in der Depression mehr an.

Oft erfüllt die Depression im sozialen System der Familie eine stabilisierende Funktion, die einer Veränderung entgegensteht.

»Was hat sich durch die Depression in Ihrer Familie verändert? Welchen Einfluss hatte die Depression auf Ihre Beziehung zu Ihrer Frau? Welche Veränderung hat sich positiv ausgewirkt?«

Der Gewinn durch das Symptom kann durch Fragen verdeutlicht werden. Dann kann sich der Patient oder seine Familie bewusster für oder gegen Veränderung entscheiden.

Die 37-jährige Frau U. (Abb. 11), Hausfrau, gelernte Krankenschwester, war verheiratet und hatte zwei Töchter im Alter von sechs und sieben Jahren. Seit einigen Jahren kam es bei Konflikten oder Überforderungssituationen immer wieder zu depressiven Episoden von einigen Tagen, an denen sie dann im Bett lag und weinte. Ein von einem Psychiater verordnetes Antidepressivum hatte sie wegen Erbrechen weggelassen, ein anderes Antidepressivum musste sie wegen hoher Leberwerte wieder absetzen. Sie erwartete von einer Psychotherapie eine Hilfestellung im Alltag und bei Konflikten. Ihr Problem führte sie auf eine problematische Kindheit zurück. Ich empfahl eine Einzeltherapie in Kombination mit einer Paartherapie.

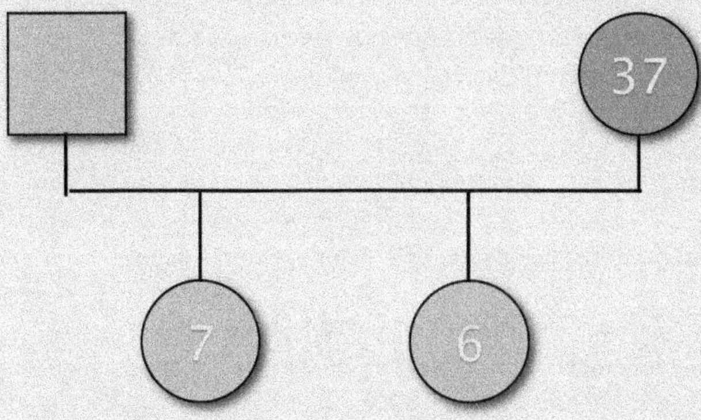

Abb. 11: Genogramm der Familie U.

In der *ersten Sitzung* berichtete sie über ihr schlechtes Gewissen gegenüber ihrem Mann, wenn sie sich für sich selbst Zeit nehmen und sich zurückziehen würde. Während ihrer depressiven Episoden kümmerten sich ihr Mann und die Schwiegereltern aber ohne Probleme um die Kinder. Wir besprachen den Unterschied, den es für sie und die Familie machen könnte, wenn diese sie wegen der Depression entlasteten oder wenn sie sagen würde: Es wird mir zu viel. Es wurde besprochen, dass das ein interessantes Thema für die Paargespräche sein könnte. Zur Fokusverschiebung von den Problemen zu den positiven Dingen in ihrem Leben gab ich ihr die Hausaufgabe, zu überlegen, was gut sei und sich durch die Therapie nicht verändern solle.

Die problematische Beziehung zu ihren Eltern war Thema der *zweiten Sitzung*. Sie schilderte den Vater ebenso unsicher wie sich selbst, während die Mutter als Powertyp den Vater verachtete und ihm damit »die Würde nahm«. In ihrer Kindheit schämte sie sich für ihre Eltern und deren konflikthafte Beziehung. Weil ihr Vater von der Mutter wegen seiner Schwächen niedergemacht worden sei, könne sie sich selbst mit ihren Schwächen auch nicht leiden. Um das Gute an ihrer Depression herauszuarbeiten, besprachen wir zum einen die Vorteile ihrer depressiven Selbstwahrnehmung: Sich selbst niederzumachen, schützte sie davor, von anderen niedergemacht zu werden, und verhalf zu Schonung. Zum anderen besprachen wir Argumente für und gegen das Zeigen von Schwäche. Ich empfahl ihr, weiter zu überlegen, wann es sinnvoll und hilfreich sein könnte, sich schwach zu zeigen.

Bis zur *dritten Sitzung* hatte sie sich viele Gedanken gemacht: Es sei ein Schutz für sie vor Vorwürfen anderer, vor allem willensstarker Menschen, sich selbst niederzumachen. Allerdings belaste dieses Verhalten ihre Beziehung zu ihrem Mann. Auf einer zehnstufigen Skala über ihren Zustand schätzte sie die erreichte Besserung auf drei bis vier ein und führte dies auf ihre neuen Erkenntnisse zurück. Um einen Punkt weiterzukommen, müsste sie ihre Stärken mehr erkennen und umsetzen. Bisher zweifle sie an ihren Fähigkeiten als Mutter. Ich konnotierte positiv, als Mutter nicht perfekt zu sein, mit der Bemerkung, dass nach meiner Erfahrung Kinder von perfekten Müttern eher zu Depressionen neigen würden, weil sie immer merken würden, dass sie nie so perfekt werden könnten wie die Mutter. Als Hausaufgabe sollte sie ihre Stärken überlegen, eine Fokusverschiebung auf Positives.

Bis zur *vierten Sitzung* hatte sie eine Halbtagstätigkeit in ihrem Beruf als Krankenschwester begonnen. Sie hatte zur Hausaufgabe zwar nicht direkt ihre Stärken aufgelistet, aber positive Sätze gesammelt: »Ich muss nicht perfekt sein. Ich mache die Hausarbeit so gut, wie ich kann. Streit in der Ehe ist normal. Ich gehe Schritt für Schritt und setze Prioritäten.« Sie könne diese Sätze aber noch nicht glauben, und ihre bisheriges Verhalten sei bequemer.

In der *fünften Sitzung* ging es wieder um ihren Perfektionismus. Sie wolle perfekt sein und scheitere daran. Wir erörterten den Preis für ihr Verhalten, und ich deutete ihr Verhalten um: Sie habe durch ihren Perfektionismus nie

gelernt, mit normalen Fehlern, die zum Leben immer dazugehören, und mit Kritik durch andere umzugehen. Wenn sie das lernen wolle, könne ich ihr eine entsprechende Aufgabe geben. Nachdem sie das versicherte, empfahl ich ihr, bis zur nächsten Sitzung in einer anonymen Umgebung ein paar Mal ein Verhalten zu üben, das in den Augen ihrer Mitmenschen als fehlerhaft und nicht perfekt eingestuft würde, zum Beispiel mit unterschiedlichen Schuhen oder bei Sonnenschein mit einem Schirm durch die Fußgängerzone von Stuttgart zu gehen. Mit dieser paradoxen Intervention, Fehler zu üben, wird die Möglichkeit einer positiven Bewertung von Fehlern als neue Wirklichkeitskonstruktion eingeführt.
Bis zur *sechsten Sitzung* hatte sie diese Aufgabe durchgeführt und war einen Schritt weitergekommen. Sie vertraute mir ein weiteres Problem an: Weil sie aus Angst vor Keimen ihre Hände häufig wusch, befürchtete sie, hysterisch zu sein und die Menschen um sich herum verrückt zu machen. Um ihren Perfektionismus aufzuweichen, ihre innere Norm zu relativieren und das Muster in der Ehe zu stören, wo sie nur als perfekte Mutter oder depressive Kranke erschien, gab ich die Aufgabe, sie solle sich ab und zu hysterisch verhalten, und ihr Mann solle raten, ob das echt oder gespielt sei. Mit dieser Intervention hob ich wieder auf das Gute an dem symptomatischen Verhalten ab: Es kann durchaus Vorteile haben, sich ab und zu hysterisch zu verhalten.
Nach dieser Sitzung fand das *erste Paargespräch* bei meiner Frau, die als Familientherapeutin in der Praxis mitarbeitet, statt. Ihr Mann hatte schon ohne Erfolg vieles ausprobiert, um ihr zu helfen, und kam deshalb gerne mit. Die Therapeutin explorierte zuerst die Folgen der Depression in der Familie. Beide beschrieben, wie sich Frau U. in depressiven Zeiten, etwa zwei Tage im Monat, aus dem Beruf, der Kinderversorgung und dem Haushalt mehr oder weniger zurückzog. Die Therapeutin äußerte die Hypothese, dass die Depression für Frau U. eine gute Möglichkeit darstellen könnte, sich bei Überlastung zeitweise »auszuklinken«. Auf die Frage nach anderen Möglichkeiten, sich in ähnlichem Maße Auszeiten zu verschaffen, wurde deutlich, dass dann das Konfliktpotenzial zwischen den Ehepartnern steigen würde, denn dann würde auch Herr U. für sich mehr Freiräume erwarten. Frau U. käme außerdem in Konflikt mit ihren eigenen hohen Leistungsansprüchen. Am Ende der Sitzung nahmen sich beide vor, trotzdem ihre Bedürfnisse nach Auszeiten direkter zu äußern und miteinander offener darüber zu verhandeln. In dieser Sitzung wurde das Gute an der Depression in der Möglichkeit, sich bei Überlastung auszuklinken, deutlich.

Danach gab es im Urlaub vermehrt Paarkonflikte, und eine Kollegin verletzte Frau U. verbal. In der *siebten Sitzung* ging es ihr deshalb schlecht. Zur Fokusverschiebung auf Positives empfahl ich ihr, zu beobachten, was ihr guttut, und immer auch das Risiko ihres Verhaltens zu berücksichtigen. Um bei den Paarkonflikten selbst Lösungen zu erarbeiten, solle sie außerdem ein Mal in der Woche ein Gespräch mit ihrem Mann führen und ihre unterschiedlichen Wünsche abstimmen.

Nach dieser Sitzung fand das *zweite Paargespräch* statt. Beide Partner berichteten, dass es ihnen tatsächlich besser gelinge, die Verteilung von Pflichten und Freiräumen offener zu verhandeln. Eine weitere Funktion der Depression, nämlich die der Regulierung von Nähe und Distanz, konnte besprochen werden. Beide hatten die Vorstellung, dass man sich in einer guten Beziehung immer nahe sein wolle. Über Distanzwünsche durfte nicht offen gesprochen werden, da sie als Lieblosigkeit hätten ausgelegt werden können. Unterstützt durch eine Aufstellung auf dem Familienbrett, erschien die Hypothese plausibel, dass sich Frau U. nur über die Depression gestattete, sich zurückzuziehen. Die romantische Idealvorstellung ständiger Nähewünsche in einer guten Ehe konnte in dieser Sitzung relativiert werden.

In der *achten Sitzung* ging es ihr gut. Sie hatte mit ihrem Mann vereinbart, dass jeder vier Wünsche äußern dürfe. In der Paartherapie sei es ein Aha-Erlebnis gewesen, zu erkennen, dass sie manchmal Abstand und Freiraum brauche. Ihr Mann sehe das allerdings nicht so und fühle sich für sie verantwortlich und schuldig, wenn es ihr schlecht gehe. Er würde seine Lebensaufgabe verlieren, wenn sie selbstständig würde.

Zum Termin des dritten und letzten *Paargesprächs* kam Frau U. ohne Mann, der kurzfristig einen anderen Termin wahrnehmen musste. Sie meinte, ihr Mann sei skeptisch bzgl. der Ideen über mögliche Funktionen der Depression, aber sie würden sich weiterhin über Aufgaben und Verantwortungsbereiche absprechen und sich Auszeiten nehmen. Das tue ihnen gut. Sie wage öfter zu sagen, dass sie ihre Ruhe brauche, auch wenn ihr Mann darauf manchmal etwas gekränkt reagiere. Ihr gehe es zurzeit sehr gut, sie würde von der Psychotherapie und den Paargesprächen viel profitieren. Die Aufgabe, Fehler zu üben, sei eine wichtige Hilfe gewesen. Es wurde vereinbart, dass beide ausprobieren sollten, noch konkreter miteinander zu planen. Falls Bedarf sei, könne auch ein weiteres Paargespräch stattfinden.

Bis zur *neunten Sitzung* war nach einem Streit mit ihrem Mann wieder eine depressive Episode aufgetreten. Sie habe eine »Riesenwut« auf ihn gehabt und ihn gehasst. Danach habe sie ein schlechtes Gewissen bekommen, sich selbst gehasst und sei depressiv geworden.

THERAPEUT: »Falls herauskäme, dass Sie mit der Depression eine Aussprache und einen Konflikt mit Ihrem Mann vermeiden und dann sich selbst dafür bestrafen, dass Sie Ihren Mann hassen, welche Konsequenz hätte das?«

PATIENTIN: »Das wäre ein schockierender Gedanke.«

THERAPEUT: »Dann wäre es vielleicht besser, dass so etwas nicht herauskommt. Wie können Sie verhindern, dass das herauskommt?«

Diese Intervention greift die Wirklichkeitskonstruktion der Patientin auf und führt sie einen Schritt weiter. Mit der Hypothese, dass das Gute an der »Krankheit« Depression sein könnte, Konflikte (z. B. durch eine offene Aussprache) zu vermeiden, legt die Intervention das Muster offen und verschreibt es quasi, analog einer paradoxen Symptomverschreibung (vgl. Abschnitt 5.5.5).

PATIENTIN: »Ich habe ihm nicht gesagt, dass ich ihn hasse.«

THERAPEUT: »Angenommen, Sie würden nicht ertragen, dass Sie ähnlich werden wie Ihre Mutter, und sich deshalb selber hassen?«

Damit wird die Hypothese formuliert, Frau U. habe Angst, so zu werden wie ihre Mutter, die den Vater verachtete; deshalb äußere sie keine aversiven Gefühle gegenüber ihrem Mann und bestrafe sich selbst wegen ihrer Aggressionen mit dem Rückzug in die Depression.

PATIENTIN: »Wenn ich ein Mal so eine Situation habe, bedeutet es noch lange nicht, dass unsere Ehe wird wie die meiner Eltern.«

THERAPEUT: »Dann könnten Sie mal probieren, ein Mal in der Woche eine Streitstunde mit Ihrem Mann einzuführen.«

PATIENTIN: »Vielleicht ist es das nicht allein ... Ich habe Angst, dass es nichts bringt, drüber zu reden.«

THERAPEUT: »Es könnte natürlich auch sein, dass es nicht gut ist, mit Ihrem Mann über die Streitpunkte zu reden. Vielleicht ist es besser, es unter den Teppich zu kehren ... Überlegen Sie bis zu unserem nächsten Gespräch, ob es eher gut oder eher schlecht ist, über Zusammenhänge zwischen Ihrer Lebenssituation und der Depression zu reden.«

Unter Wahrung einer Veränderungsneutralität wurden die Vor- und Nachteile von Rückzug in die Depression oder alternativ Konfliktgesprächen abgewogen. Durch dieses Offenlegen und Bewusstmachen wurde ein Denkprozess angeregt und das Repertoire aktiver Handlungen erweitert.

Bis zur *zehnten Sitzung* hatte sie sich Gedanken über ihren Hass gegenüber ihrem Mann gemacht. Sie führte ihn auf ihre früheren Erfahrungen mit den Konflikten der Eltern zurück.

PATIENTIN: »Wie schaffe ich es, das Verhalten (des Mannes) nicht gutzuheißen, aber seine Person nicht zu hassen?«

Bevor ich auf diese Frage einging, wollte ich noch einen Schritt zurückgehen und klären, ob denn das Reden über Zusammenhänge zwischen Depression und Lebenssituation überhaupt im Sinne der Patientin war. Diese Frage war als letzte Hausaufgabe gestellt worden.

THERAPEUT: »Was haben Sie sich zur letzten Hausaufgabe überlegt?«

PATIENTIN: »Ich will reden und dranbleiben und nicht den falschen Weg der Depression gehen, sie entsteht aus dem schlechten Gewissen heraus ... Ich möchte eine Hilfestellung: den Hass akzeptieren, aber nicht in die Depression fallen ... Die Depression ist eine Notlösung.«

Nach der Äußerung der Patientin in der vorigen Sitzung war sie depressiv geworden, nachdem sie ihren Mann gehasst und sich deshalb abgewertet hatte. Es stellte sich für sie hier die Frage, ob Hass immer zu Depression führen muss.

...

THERAPEUT: »Woran merken Sie, dass Sie Ihren Mann hassen?«

Damit wurde die Wirklichkeitskonstruktion der Patientin bezüglich des Begriffes »hassen« hinterfragt.

PATIENTIN: »Ich kann ihn dann nicht leiden und bei mir haben ... Ich habe ihn dafür gehasst, dass er mich runtergezogen und nicht verstanden hat ... Ich habe nicht nur sein Verhalten gehasst, sondern ihn als Person, das ist das Problem.«

THERAPEUT: »Angenommen, Sie würden das nicht Hass nennen?«

PATIENTIN: »Vielleicht wäre das besser.«

THERAPEUT: »Was ist schlimm am Hass?«

PATIENTIN: »Der Wert in mir drin.«

THERAPEUT: »Falls Sie den Wert nicht hätten, was hätte das für Folgen?«

PATIENTIN: »Es würde mir besser gehen, meinem Mann und den Kindern auch.«

THERAPEUT: »Überlegen Sie, ob dieser Wert für Sie gut ist ... Ich habe den Eindruck, Sie opfern sich und die Familie diesem Wert ... Könnte es sein, dass Sie Ihren Streit wegen des Streits Ihrer Eltern verurteilen?«

PATIENTIN: »Vielleicht.«

THERAPEUT: »Dann könnten Sie üben, öfter zu streiten.«

PATIENTIN: »Es ist schwierig, mit negativen Seiten in sich umzugehen ... wie kann

man so etwas akzeptieren? Vielleicht muss ich es einüben ... man hat etwas gesagt, aber der andere liebt einen trotzdem.«
Hier wurde die Bewertung der mit dem Begriff »Hass« assoziierten Distanzwünsche hinterfragt; durch meinen Vorschlag, öfter zu streiten, wurde implizit eine positive Bewertung dieser Distanzwünsche angeboten, womit dann auch eine positive Selbstbewertung verbunden wäre.

...

THERAPEUT: »Besprechen Sie mit Ihrem Mann, wie Sie beide vielleicht besser mit Ärger umgehen könnten.«
In der *elften Sitzung* ging es ihr gut. Sie habe mit ihrem Mann besprochen, dass sie regelmäßig streiten müssten. Als sie einmal depressiv und auch auf ihn wütend gewesen sei, habe ihr Mann vorgeschlagen zu streiten und ihr erklärt, warum er so gehandelt habe. Das sei hilfreich gewesen. Sie hätten dann einen Tag in der Woche zum Streiten vereinbart, aber nicht gestritten, es habe jedoch immer etwas zum Besprechen gegeben.
PATIENTIN: »Es ist für uns beide gut, den Streit nicht negativ zu sehen.«
THERAPEUT: »Ein Glück, dass Sie die Depression haben. Sie sagt Ihnen, dass etwas nicht stimmt, dann können Sie es ändern.«
Statt der früheren Einordnung der Depression als »Krankheit« schlug ich eine andere Erklärung und positive Bewertung der Depression als Warnsignal für Spannungen in der Paarbeziehung vor.

...

THERAPEUT: »Was brauchen Sie noch von mir?«
PATIENTIN: »... noch Sicherheit, in der Fußgängerzone zu gehen (Hausaufgabe der fünften Sitzung); diese Übung war der Ausgangspunkt, um unabhängiger zu werden von dem, was andere denken. Jetzt kann ich mit ungeputztem Klo Gäste empfangen ... Ich habe mehr Freiraum für mich, es ist auch o. k., wenn jemand blöd über mich denkt, das ist nichts Schlimmes ... Ich kann mir jetzt bewusster machen, Konflikte als nichts Negatives, sondern als etwas Positives zu sehen ... Ich kann manches gelassener sehen, auch meine Zwänge, manches ist positiv, zum Beispiel sich die Hände zu waschen.«
THERAPEUT: »Die Depression scheint ja für Sie als Warnsignal sehr hilfreich zu sein, wenn etwas nicht stimmt und Sie es ändern sollten. Es könnte passieren, dass die Depression zu weit weggeht. Überlegen Sie sich bis zum nächsten Gespräch zehn Methoden, wie Sie die Depression wieder herholen können, wenn sie zu weit weg ist.«

Diese Rückfallprophylaxe (vgl. Abschnitt 5.5.7) betont noch einmal das Gute an der Depression und verbindet es mit einer abgewandelten Symptomverschreibung.

Der nächste Termin wurde in drei Monaten vereinbart. Sie sagte diesen Termin dann kurz davor telefonisch ab und vereinbarte einen Kurztermin in der Sprechstunde, der reichen würde.

Bei diesem *Sprechstundentermin* ging es ihr gut. Sie habe in der Therapie viel gelernt. Jetzt gehe es daran, das umzusetzen. Letztes Mal sei es hilfreich gewesen, dass ich gesagt hätte, die Depression sei etwas Positives, es als etwas zu sehen, das zum Leben dazugehört, es anzunehmen. Sie hoffe, dass sie damit immer mehr umgehen könne. Zur letzten Aufgabe, wie sie die Depression wieder herholen könne, meinte sie: Erinnerungen hochholen, dass sie traurig und deprimiert werde; sich ziemlich viel aufladen und sich Stress machen; Konflikte nicht ansprechen und in sich reinfressen; Konflikte als etwas Negatives sehen; viele Fehler machen und sich dafür verdammen; sich immer wieder sagen, dass sie schlecht sei; sich Sorgen machen und Zweifel zulassen; keine Pausen machen und keine Zeiten für sich einplanen; krank sein und damit hadern, nicht akzeptieren; Enttäuschungen und Verletzungen nicht aushalten und immer wieder dran rummachen. Sie merke jetzt, dass sie viel Handwerkszeug habe, um mit Belastungen besser umzugehen als früher.

Zusammenfassung: Frau U. war in einem konfliktbeladenen Elternhaus mit einer Mutter aufgewachsen, die den Vater verachtete. Um eine bessere Ehe zu führen und nicht zu werden wie ihre Mutter, stellte sie für die Harmonie in der Familie ihre Bedürfnisse und Abgrenzungswünsche zurück. Rückzug und Abgrenzung waren in der Familie ohne Gesichtsverlust und ohne Gefährdung der Beziehungen nur erlaubt, wenn man damit Krankheit und Nichtbeeinflussbarkeit assoziierte. In der Therapie wurde immer wieder thematisiert, inwieweit die mit der Depression verbundenen Verhaltensweisen, wie z. B. der Rückzug, nützlich sein könnten und welche Funktion die Depression in der Familie haben könnte. Außerdem wurden die Werte und Normen der Patientin infrage gestellt, wie z. B. ihr Perfektionismus, und der Preis für Nichtveränderung und für Veränderung wurde eingeführt. Fokusverschiebungen von ihrer negativen Selbstsicht zu ihren Stärken und die Unterstellung von Fähigkeiten, auch Konflikte einzugehen, gaben ihr Mut, eine Veränderung in kleinen Schritten zu wagen.

Der Preis einer Veränderung

Man kennt den Status quo mit seinen guten und schlechten Seiten und zieht ihn oft einer Veränderung mit ungewissen und nicht abschätzbaren Folgen vor. Der Preis einer Veränderung besteht häufig in negativen Reaktionen des familiären Umfelds oder im Verlust der krankheitsbedingten sozialen Vergünstigungen. Durch eine Thematisierung können diese Folgen konkreter vorstellbar werden; dann wird eine Entscheidung für oder gegen Veränderung leichter.

»Angenommen, Ihre Depression wäre morgen weg: Wie würde Ihr Leben dann aussehen? Wie würde Ihre Frau reagieren? Wenn die Rente ohne die Depression wegfallen würde: Wie wären Ihre Chancen, eine Arbeit zu finden? Würden Sie andernfalls mit dem Arbeitslosengeld auskommen? Wäre das eine Verbesserung oder Verschlechterung im Vergleich zum jetzigen Zustand?«

Dabei ist eine Konstruktneutralität wichtig bezüglich der Frage, ob der Patient sein Verhalten steuern kann oder ob eine nicht beeinflussbare Krankheit vorliegt. Eine Veränderungsneutralität des Therapeuten würdigt die Ambivalenz des Patienten und lässt offen, ob Veränderung oder Nicht-Veränderung besser ist. Im Zweifelsfall sollte der Therapeut eher vor Veränderung und den damit verbundenen Risiken warnen, um dem Patienten die Möglichkeit zu geben, die andere Seite der Ambivalenz zu besetzen.

»Wieso wollen Sie lernen, mit Ihrem Mann Konflikte einzugehen? Haben Sie sich das gründlich überlegt? Wie können Sie sich bremsen, wenn Sie merken, dass Sie zu unvorsichtig und risikobereit sind?«

Umgang mit Rezidiven

Es ist nicht ungewöhnlich, dass sich während der Therapie ein Rezidiv ereignet, eventuell mit Klinikeinweisung. Ein Auslöser dafür kann der Rückgriff auf alte Muster bei aktuellen Belastungen sein. Man kann nach dem Auslöser der Verschlechterung fragen und alternative Umgangsformen mit solchen Auslösern besprechen. Damit das Rezidiv nicht zu Hoffnungslosigkeit und einer sich selbst erfüllenden Prophezeiung führt (»Die Depression kommt immer wieder und ist nicht beeinflussbar!«), sollte auch das Positive am Rezidiv erörtert werden.

»Was glauben Sie, hat Ihre Frau dazu bewogen, sich wieder in die Depression zurückzuziehen? Falls sie das nicht getan hätte: Wie hätte sich die Situation dann entwickelt?«

Gegenüber den Angehörigen kann der Therapeut den Rückfall entdramatisieren als »nichts Außergewöhnliches« oder gar als etwas »Erwartetes« und erklären, dass die Therapie lediglich unterbrochen sei und nach der Entlassung wieder aufgenommen werden könne.

5.5.4 Lösungsorientiertes Vorgehen

Die lösungsorientierte Kurztherapie (de Shazer 1988, 1991) konzentriert sich auf die Problemlösung und damit auf die angestrebte Veränderung. Das defizitorientierte Sprachspiel wird in ein »lösungsorientiertes Sprachspiel« (Miller u. de Shazer 1999) überführt, indem auf Lösungen statt auf Probleme fokussiert wird: auf die Stärken des Patienten und auf die positiven Effekte der Symptomatik; Symptome werden als Fähigkeiten umgedeutet und positiv konnotiert. Die Behandlungsziele sollen klar definiert werden und klein, realistisch und bedeutsam für den Klienten sein. Konkrete und verhaltensbezogene Ziele können besser erreicht werden als vage Vorstellungen. Sie sollen eher das Vorhandensein als die Abwesenheit von etwas zum Ausdruck bringen und eher einen Anfang als ein Ende beschreiben.

Die Schilderung des Problems ist untergeordnet und kann auf ein Minimum beschränkt bleiben. Die Therapie kann auch dann effektiv sein, wenn der Therapeut das Problem des Klienten nicht beschreiben kann. Der Therapeut und auch der Klient müssen aber auf jeden Fall wissen, woran für beide erkenntlich sein wird, dass das Problem gelöst ist.

Die »Wunderfrage« lenkt den Blick auf die Zukunft nach der erstrebten Problemlösung:

Ich fragte Frau Schmidt, die seit Jahren an depressiven Verstimmungen litt und bei äußeren Anforderungen den »Kopf in den Sand« steckte, in der fünften Sitzung: »Angenommen, in der kommenden Nacht würde ein Wunder passieren und eine Fee kommen und Ihr Problem, weswegen Sie hier sind, lösen. Was wäre das erste Anzeichen, an dem Sie merken würden, dass das Problem gelöst ist? Was würden Sie morgen anders machen?« Sie antwortete: »Klare Grenzen ziehen, mich nicht vereinnahmen lassen, Nein sagen, vor allem zum Freund und zur Mutter, selbstständig Entscheidungen treffen und durchziehen.«

Das Erfragen von Ausnahmen vom Problem dient einer Kontextualisierung, holt vom Patienten vergessene Ressourcen in die Erinnerung und ersetzt seine problemorientierte Geschichte durch eine lösungsorientierte.

»Wann zuletzt haben Sie keine innere Unruhe gespürt? In welchen Situationen fühlen Sie sich nicht unruhig? Was machen Sie dann anders?«

In der zwölften Sitzung klagte Frau Schmidt über das Gefühl, sie würde etwas versäumen und das Leben gehe an ihr vorbei; jeder außer ihr würde etwas Sinnvolles tun, wobei er sich gut fühle. Auf die Frage, wann dieses Gefühl zuletzt weg gewesen sei, meinte sie: »Am Wochenende, als die Nachbarin kam. Ich war da in einer Gesellschaft, konnte reden, hatte nette Menschen um mich herum.«

Um das Selbstwertgefühl und die Würde des Klienten zu fördern, sollte der Therapeut den Weg zur Zielerreichung als »harte Arbeit« anerkennen. Der Therapeut (und natürlich auch der Patient) sollte mehr von dem tun, was funktioniert, und etwas anderes tun, wenn etwas nicht funktioniert.

Skalierungsfragen können Veränderungen klarer vor Augen führen.

»Stellen Sie sich eine Skala von null bis zehn über Ihren Zustand vor, Therapiebeginn wäre null, Therapieziel zehn. Wo wären Sie jetzt?« Antwortet der Patient beispielsweise »drei«, fragt man weiter: »Wie haben Sie es geschafft, in der kurzen Zeit von null auf drei zu kommen?« Sollte er antworten »minus zwei«, könnte man entgegnen: »Es ist nicht ungewöhnlich, dass sich der Zustand nach ... Sitzungen verschlechtert; bei vielen Patienten liegt der Skalenwert dann bei minus drei. Wie haben Sie es geschafft, dass es bei Ihnen nur bis minus zwei zurückging?« Damit werden die Ressourcen des Patienten erfragt. Sollte er den Erfolg extern attribuieren, z. B. »Die Familie hat mir geholfen«, könnte man ressourcenorientiert entgegnen: »Wie haben Sie es geschafft, die Hilfe der Familie nutzbringend für sich einzusetzen?« Nach diesem Diskurs könnte sich eine Zukunftsfrage anschließen: »Angenommen, Sie wollten morgen einen Skalenpunkt weiterkommen (z. B. von minus zwei auf minus eins oder von drei auf vier): Was müssten Sie tun?«

Frau Schmidt hatte bis zur siebten Sitzung bereits einiges in ihrem Leben geändert. Neu war für sie, dass sie versuchte, Dinge durchzusetzen. Sie hatte sich gegenüber ihrer Mutter abgegrenzt und ertragen, dass diese einige Stunden lang beleidigt war. Insgesamt fühlte sie sich positiver.

THERAPEUT: »Stellen Sie sich eine Skala von null bis zehn über Ihren Zustand vor ... Wo wären Sie jetzt?«

PATIENTIN: »Zwischen drei und vier. Ich habe das Schwierigste, den Anfang, geschafft. Ihre Fragen haben geholfen. Es waren die richtigen Fragen. Ich habe mir vorgenommen, mich nicht mehr ins Bockshorn jagen zu lassen.«

THERAPEUT: »Angenommen, Sie wollten morgen auf der Skala auf fünf kommen, was müssten Sie tun?«

PATIENTIN: »Mehr Mumm haben, gezielt nach draußen gehen. Bisher sage ich nichts, um nichts Falsches zu sagen.«

5.5.5 Paradoxe Interventionen

Eine Paradoxie ist ein Widerspruch, »der sich durch folgerichtige Deduktion aus widerspruchsfreien Prämissen ergibt« (Watzlawick, Beavin u. Jackson 1967, S. 171 f.). Paradoxien treten in der therapeutischen Situation immer wieder auf. So erhält der Therapeut durch den Patienten oft die paradoxe Aufgabe, ihn von einem Symptom zu befreien, das er eigentlich wegen des damit verbundenen Gewinns behalten möchte. Metaphorisch könnte man den paradoxen Auftrag so beschreiben: »Wasch mich, aber mach mich nicht nass!« Aus einer paradoxen Lage kann man den Patienten durch ein »Gegenparadoxon« (Selvini Palazzoli et al. 1975) befreien.

So kann der Therapeut eine Symptomverschreibung aufgeben:

»Wenn Sie Zusammenhänge zwischen Ihrem Verhalten und Ihrer Depression näher kennenlernen wollen, schlage ich Ihnen folgende Übung vor: Zeigen Sie sich Ihrer Frau gegenüber ab und zu depressiv, auch wenn Sie es gar nicht sind! Ihre Frau soll raten, ob die Depression echt oder gespielt ist.«

Problemstabilisierende zirkuläre Prozesse im sozialen System (z. B. der Familie) werden damit gestört. So wird es nach dieser Intervention für die Ehefrau schwieriger, ihren depressiven Mann nur wegen des Krankheitsetiketts »Depression« zu schonen, weil bei ihr immer der Gedanke mitschwingen wird, sein symptomatisches Verhalten könnte nur gespielt sein. Damit wird aber auch nahegelegt, Unsicherheiten in der Beziehung oder Konflikte anzusprechen, die bisher durch depressives Verhalten des Patienten neutralisiert wurden.

Es bleibt natürlich offen, ob der Patient wirklich depressiv ist oder dies nur vorgibt; das spielt für die Intervention der Symptomverschreibung auch keine Rolle. Relevant für problemstabilisierende familiäre Kommunikationsmuster ist nur das, was er in die Kommunikation einbringt, weil die Familienmitglieder nur darauf reagieren können, während die Psyche des Betroffenen durch andere grundsätzlich nicht direkt erschlossen werden kann.

5.5.6 Rituale

Therapeutische Rituale können als symbolische Handlungen neue Unterscheidungen ermöglichen und damit neue Sichtweisen einführen sowie gleichzeitig beide Seiten von Widersprüchen, Paradoxien und Ambivalenzen enthalten. Sie sollen zum Leben und den Wirklichkeitskonstruktionen der Patienten passen und Lösungswege eröffnen. Sie geben dem Patienten die Erlaubnis, im Ritual bisher ungelebte oder gefürchtete Seiten testweise zu leben (vgl. Imber-Black, Roberts u. Whiting 1998).

In der Therapie können Rituale zu verschiedenen Themen eingesetzt werden, zum Beispiel als regelmäßige Familienberatungen, gemeinsames Essen, Trauerrituale oder Feiern.

Das Ritual der geraden und ungeraden Tage (Selvini Palazzoli et al. 1979) kann durch eine zeitliche Entzerrung gegensätzlicher Strebungen oder Verhaltensweisen Blockierungen lösen. In der Einzeltherapie kann es zur Klärung starker Ambivalenzen, die Entscheidungen verhindern, eingesetzt werden:

»An allen geraden Tagen des Monats leben Sie so, als ob Sie sich für A entscheiden würden, und malen sich Ihre Zukunft aus, wie es Ihnen in einem, zwei oder zehn Jahren gehen würde. An den ungeraden Tagen des Monats leben Sie so, als ob Sie sich für B entscheiden würden. Beobachten Sie Unterschiede zwischen den geraden und ungeraden Tagen, wann es Ihnen besser und wann es Ihnen schlechter geht.«

Damit werden die ambivalenten Strebungen zeitlich getrennt, und anstehende Entscheidungen werden erleichtert.

Frau Schmidt war in der 13. Sitzung ambivalent, ob sie trotz ihrer Ängste auf andere Menschen zugehen oder sich in ihr Schneckenhaus zurückziehen sollte. Ich empfahl ihr folgende Übung: »Wenn Sie nicht wissen, ob es Ihnen mehr entspricht, auf andere zuzugehen oder sich in Ihr Schneckenhaus zurückzuziehen, empfehle ich Ihnen bis zu unserer nächsten Sitzung in vier Wochen folgende Übung: Montags, mittwochs und freitags ziehen Sie sich immer in Ihr Schneckenhaus zurück. Dienstags, donnerstags und samstags gehen Sie raus. Sonntags haben Sie frei. Beobachten Sie, an welchen Tagen es Ihnen besser geht.« In der folgenden Sitzung berichtete sie, beides habe ihr gut getan; sie sei abwechslungsweise aktiv oder ziehe sich zurück und bekomme positive Rückmeldungen aus ihrem Bekanntenkreis.

Manchmal kann die Depression als »Erschöpfung« oder »normale Reaktion« auf belastende Ereignisse umgedeutet werden, quasi als Trauerreaktion, die eine gewisse Zeit benötigt, bis die Belastungen ausreichend betrauert sind. Dann kann mit der Metapher der »Trauerarbeit« (Freud 1915) ein Ritual eingeführt werden.

Nachdem in mehreren Sitzungen Abgrenzung und Beachtung der eigenen Bedürfnisse durchgesprochen und geübt worden waren, klagte Frau Schmidt in der 21. Sitzung über Erschöpfung. Sie habe versucht zu beherzigen, dass man sich ab und zu eine Auszeit nehmen müsse. Nach dem Urlaub sei es drei Wochen gut gegangen, jetzt sei ihre »Batterie wieder leer«. Es liege am Job. Sie wolle ihn gut machen, werde verheizt und müsse Kunden verärgern, weil sie keine Termine mehr einhalten könne.

THERAPEUT: »Wie viel Prozent Ihrer Selbstbestätigung ziehen Sie aus der Arbeit und wie viel aus dem Privatleben?«

PATIENTIN: »Ein Großteil aus der Arbeit ... Ich muss gegen Windmühlen anrennen, bin ständig in einer Rechtfertigungshaltung gegenüber Kunden und gegenüber der Geschäftsleitung.«

THERAPEUT: »Vielleicht sollten Sie nicht mehr gegen Windmühlen ankämpfen.«

PATIENTIN: »Ich möchte lernen, Sachen abzugeben. Ich will zulassen lernen, dass Dinge eskalieren, und Entscheidungen nach oben abgeben. Aber ich komme nicht zu dem, was mir Spaß macht, weil viele andere Dinge zu erledigen sind.«

THERAPEUT: »Ihr Problem könnte sein, dass Sie Ihren Job so gut machen wollen, wie es in Ihrer Firma nicht geht, weil die Geschäftsleitung andere Vorgaben gibt und Sie diese nicht ändern können. Damit können Sie sich wohl nicht abfinden. Wenn Sie lernen wollen, sich mit diesen Dingen abzufinden, die Sie nicht ändern können, empfehle ich Ihnen folgende Hausaufgabe, um diese Trauer zu verarbeiten: Nehmen Sie sich jeden Tag eine Viertelstunde Zeit und lassen Sie die ganze Trauer darüber hochkommen, dass Sie in dieser Firma nicht perfekt arbeiten können. Es kann sein, dass auch andere Gefühle dabei sind, wie zum Beispiel Wut oder Angst. Das ist normal. Wenn die Viertelstunde um ist, beenden Sie die Übung. Falls Sie nicht sofort abschalten können, ist das nicht schlimm, dann kann die Aufgabe länger wirken.«

5.5.7 Rückfallprophylaxe

Eine Rückfallprophylaxe (vgl. Retzer 2004; Schweitzer u. von Schlippe 2006) kann erfolgen durch Kommunikation über das Vermeidbare. Dadurch werden riskante Verhaltensweisen oder »Fettnäpfchen«, in die der Patient treten könnte, deutlicher.

Unterschiede zwischen bisherigen Rückfällen werden oft von den Patienten und Familien ausgeblendet. Das Erfragen von Unterschieden in der Beschreibung, Erklärung und Bewertung verschiedener Rückfälle kann helfen, besser mit Auslösesituationen umzugehen.

Die Erörterung negativer Konsequenzen ausbleibender Rückfälle kann Ambivalenzen in der Motivationslage und in den Zielen wie auch den Preis für einerseits pathologisches und andererseits normales Verhalten verdeutlichen.

»Angenommen, die bisher jährlichen Rückfälle würden zukünftig ausbleiben und die Rentenversicherung würde Ihre Rente streichen: Wie würde Ihr Leben dann weitergehen? Wäre das eine gute Lösung? Wenn zukünftig keine Rückfälle mehr auftreten würden und Sie sich nicht mehr in die Depression zurückziehen würden: Wäre das gut? Wie würde die Familie reagieren? Würde es Ihnen dann langweilig?«

Wenn das Gute am Symptom und dessen Funktion im psychischen und sozialen System in der Therapie thematisiert worden ist, kann als Rückfallprophylaxe besprochen werden, wie im Notfall das »nützliche« Symptom wiederhergeholt werden kann. In anderen Fällen kann der Rückfall verhindert werden, wenn Verhaltensweisen, die ihn provozieren würden, vermieden werden.

»Angenommen, Sie wollten morgen wieder in eine Depression kommen: Was müssten Sie tun? Wie würden Sie das ganz sicher erreichen? Falls Sie wollten, dass ein Rückfall diagnostiziert wird und Sie wieder in die Klinik eingewiesen werden: Welche Verhaltensweisen müssten Sie zeigen?«

Frau Schmidt hatte bis zur 23. und letzten Sitzung viel in ihrem Leben geändert, und es ging ihr gut. Sie hatte sich entschlossen, vorerst nebenberuflich eine Ausbildung in einem sozialen Beruf zu machen. Damit tue sie zum ersten Mal etwas, das von ihr selbst komme. Durch die Therapie habe sie eine Reife bekommen, um sich das zuzutrauen.

PATIENTIN: »Ich kann jetzt erkennen, wo die Probleme sind, und kann mich von meinem Perfektionismus zurücknehmen; ich haushalte besser mit meinen Ressourcen und kann Nein sagen. Ich kann jetzt sagen, was ich denke, auch wenn es Zoff gibt. Neu ist, dass ich auch mal Hilfe annehmen kann.«

THERAPEUT: »Was war in der Therapie hilfreich?«

PATIENTIN: »Die richtigen Fragen, die Probleme von außen betrachten ... die Dinge ins richtige Licht rücken.«

THERAPEUT: »Angenommen, Sie wollten wieder zurück in den Zustand vor der Therapie, was müssten Sie tun? Sie wollen das sicherlich nicht, aber ich frage das, damit Sie wissen, was Sie vermeiden sollten.«

PATIENTIN: »Den Kopf in den Sand stecken.«

5.5.8 Familientherapie

Besonderheiten bei der Familientherapie

Wenn Patienten in der Familie leben, ist es sinnvoll, diese in die Therapie einzubeziehen. Eine Familientherapie kann auch parallel zu einer Einzeltherapie erfolgen. Oft schrecken Familienangehörige vor einer Familientherapie zurück, weil sie damit assoziieren, sie seien selbst behandlungsbedürftig, krank oder gar an der Depression des Patienten mit schuld. Solchen Einwänden kann begegnet werden, wenn man die Angehörigen als »Ko-Therapeuten« aufwertet, deren gute Kenntnis des Patienten in der Therapie gebraucht wird, um ihm zu helfen.

Mit seiner systemischen Grundhaltung betrachtet der Therapeut das depressive Verhalten ressourcenorientiert als Versuch, familiäre Probleme zu lösen und die Beziehungen zu festigen. Die zirkulären Prozesse im sozialen System der Familie und im psychischen System der Familienmitglieder, die zur Aufrechterhaltung der Symptomatik beitragen, werden thematisiert und damit gestört, sodass sie nicht mehr unbewusst ablaufen können.

Familien mit einem depressiven Mitglied

Die Konfliktorganisation in den Familien folgt einer zweiwertigen Entweder-oder-Logik (vgl. Abschnitt 4.4, Abb. 5). Nach den Familienregeln dürfen die Mitglieder im Konfliktfall nur die sozial akzeptierte Pro-Seite vertreten, allenfalls in der Depression noch die Seite der Stimmenthaltung (Weder-noch). Bei der Familientherapie spürt der Therapeut den Impuls, die in der Familie nicht erlaubte Kontra-Position zu vertreten, also eine kompensatorische Funktion zu übernehmen. Folgt er diesem Impuls, ist er kommunikativ nicht anschlussfähig, nicht neutral und trifft auf Widerstand der Familie. Aus systemischer Sicht kann ein dritter Weg neue Lösungswege eröffnen: die Position des Sowohl-als-auch. Damit wird die von der Familie vertretene Pro-Seite nicht infrage gestellt, aber Vieldeutigkeit und Ambivalenz eingeführt: Sowohl Pro als auch Kontra ist möglich, beides hat aber einen Preis (Simon 1995).

Die Atmosphäre in Familien mit einem depressiven Mitglied ist geprägt von hohen Erwartungen, die jeder an die anderen Familienmitglieder und natürlich auch an den Therapeuten hat. Nach den früher erlittenen Mangelerfahrungen und Kränkungen soll der Therapeut nun die emotionale Versorgung des Patienten übernehmen und die aktive Rolle eines Retters einnehmen, der den passiv bleibenden Patienten zu einer Veränderung zieht.

Der Therapeut sollte mit großer Wertschätzung das vergangene und jetzige Leiden des Patienten anerkennen. Den übergroßen Erwartungen an ihn kann er begegnen, indem er klarstellt, dass er natürlich mit allen seinen Möglichkeiten helfen werde, aber dass Therapiesitzungen prinzipiell nie ausreichen können, die erlittenen Mangelerfahrungen zu kompensieren.

In der Familientherapie steht die Erörterung der Funktion des Symptoms im sozialen System der Familie im Vordergrund. Die zirkulären Prozesse im sozialen System (vgl. Abschnitt 4.4), die zur Aufrechterhaltung der Symptomatik beitragen, werden durch die Konstruktion von Narrativen über die Symptome und deren Nutzen für die Familie gestört. Die Wirklichkeitskonstruktionen, Glaubenssätze, familiären Regeln und Normen werden mit der therapeutischen Haltung einer Konstruktneutralität hinterfragt. Durch Umdeutungen können neue Wirklichkeitskonstruktionen angeboten werden, mit denen die Familie vielleicht besser leben kann als mit den bisherigen. Daraus können Verhaltensänderungen der Familienmitglieder und Veränderungen der Familienstruktur resultieren.

Herr K., 19 Jahre alt (Abb. 12), begab sich wegen einer schweren depressiven Episode nach einer stationären Behandlung weiter in ambulante psychiatrische Behandlung. Wenige Monate zuvor war unerwartet die Mutter verstorben, der Vater hatte in den letzten Jahren mehrere Schlaganfälle erlitten und war pflegebedürftig. Die Pflege des Vaters hatte bis zu ihrem Tod weitgehend die Mutter übernommen, danach teilten sich die zwei Söhne und die Tochter, die alle in eigenen Wohnungen im Haus wohnten, die Verantwortung für den Vater.

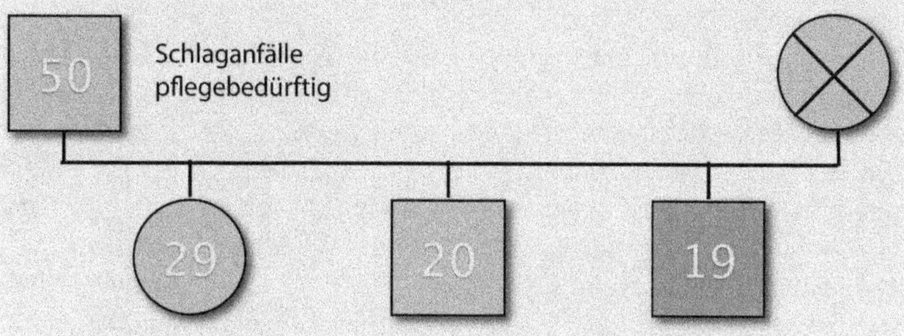

Abb. 12: Genogramm der Familie K.

Herr K. äußerte den Wunsch nach einer Familientherapie. Im Zeitraum von einem halben Jahr fanden fünf Familiengespräche und dann ein halbes Jahr später ein Abschlussgespräch statt. Beteiligt waren in der Regel Herr K., sein Vater, sein 20-jähriger Bruder und seine 29-jährige Schwester. Im Laufe der Gespräche wurde deutlich, dass alle Kinder ein sehr starkes Verantwortungsgefühl gegenüber ihrem Vater hatten und sich dessen Wunsch beugten, die Pflege ohne Hilfe von außenstehenden Personen zu übernehmen. Für alle Kinder bedeutete das ein hohes Maß an Arbeit und Verzicht auf Freizeit und Spaß. Eine unausgesprochene familiäre Regel schrieb ein uneigennütziges Verhalten bis zur Selbstaufopferung der Familienmitglieder vor, um den Familienzusammenhalt zu bewahren.

Die depressive Erkrankung von Herrn K. führte dazu, dass er zeitweise für die Versorgung ganz ausfiel, was die anderen Geschwister unter Druck brachte und zu noch mehr Selbstaufopferung verpflichtete, dadurch verärgerte. Da Herr K. aber als krank angesehen wurde, zeigte man auch Verständnis. Die anderen Familienmitglieder nahmen zunächst an den gemeinsamen Gesprächen teil, um Herrn K. bei seinem Heilungsprozess zu unterstützen. In den Gesprächen konnte von der Therapeutin immer wieder positiv konnotiert und gewürdigt werden, dass bei allen ein sehr hoher Anspruch bezüglich der Verantwortungsübernahme für die anderen Familienmitglieder bestand und dass sie sich dafür aufopferten. Weil alle damit oft weit über ihre persönlichen Grenzen gingen, wurde von der Therapeutin die Metapher des Preises für die Verantwortungsübernahme eingeführt. Krankheit war offenbar das einzig akzeptierte Argument, um sich abzugrenzen. Herr K. konnte in diesem Sinne die Umdeutung seiner depressiven Symptomatik als Akt der Selbstfürsorge gut annehmen.

Er war schon nach den ersten beiden Gesprächen symptomfrei und konnte seine Wünsche nach einem mehr jugendgerechten Leben zunehmend klar äußern. Mit allen Familienmitgliedern wurde immer wieder der Konflikt zwischen Selbstfürsorge und Fürsorge für die anderen Familienmitglieder besprochen. Es wurde positiv konnotiert, dass es dem Vater gut gelang, für sich selbst zu sorgen und seine Vorstellungen mit Nachdruck zu vertreten.

Als neue Wirklichkeitskonstruktion wurde von der Therapeutin angeboten, dass statt der Selbstaufopferung der Kinder auch eine Unterstützung der Familie von außen dem Wohl aller Familienmitglieder dienen könne. Diese Idee wurde aufgegriffen und die Möglichkeiten der Unterstützung von außen wurden diskutiert. Nachdem der Zustand des Vaters sich nochmals verschlechtert hatte und der Lösungsversuch mit einer Pflegerin im Haus gescheitert war, entschieden sich die Kinder einmütig, einen Heimplatz für den Vater zu organisieren.

Im letzten Gespräch, das aus gesundheitlichen Gründen ohne den Vater stattfinden musste, war dieser bereits seit zwei Monaten in einem Pflegeheim in Wohnortnähe seiner Kinder. Der Vater hatte schließlich eingewilligt, auch wenn es für ihn nicht die gewünschte Lösung darstellte. Die Geschwister wechselten sich bei den fast täglichen Besuchen bei ihm ab und kümmerten sich weiter liebevoll um ihn. Sie hatten sich bewusst und gemeinsam entschieden, dass diese Form der Betreuung für sie alle ein gutes Mittelmaß zwischen Fürsorge und Selbstfürsorge darstellte. Herr K. hatte sich inzwischen beruflich weiterentwickelt und war mit seiner Freundin zusammengezogen. Seine depressive Symptomatik war nicht mehr aufgetreten.

Zusammenfassung: In der Familie hatte die Wirklichkeitskonstruktion bzw. Regel vorgeherrscht, dass jedes Mitglied uneigennützig und selbstlos eigene Wünsche und Bedürfnisse für das Wohl der Familie zurückstecken müsse. Bei Herrn K. hatte diese Selbstaufopferung zur schweren Erschöpfung mit depressiver Symptomatik geführt. Die Einordnung seiner Symptome als (nicht beeinflussbare) Krankheit verhalf ihm zur Entlastung durch die Krankenhausbehandlung und zur nachfolgenden Schonung in der Familie, sodass damit das Problem der früheren Überforderung für ihn gelöst war. In der Therapie wurden mit einer wertschätzenden und ressourcenorientierten Haltung sowohl das Krankheitskonstrukt als auch der Glaubenssatz der uneigennützigen Selbstaufopferung aufgegriffen und alternative Wirklichkeitskonstruktionen angeboten: Krankheit als Selbstfürsorge und Hilfe durch eine externe Pflege als besseres Mittel für das Wohl der Familie. Die Familie konnte sich danach neu organisieren und die Pflege des Vaters im Heim als hilfreiche Lösung annehmen, womit die Überforderung der anderen Familienmitglieder und die depressive Symptomatik des Herrn K. beendet wurden.

Wird die *Herkunftsfamilie in die Therapie einbezogen*, können ggf. auch Mangel- und Verlusterfahrungen des Patienten in der Kindheit in ihrem Kontext betrachtet werden. Ressourcenorientiert können die früheren Motive der Eltern und ihr Umgang mit Begrenztheiten gewürdigt werden, um eine Versöhnung aller Beteiligten mit der nicht mehr änderbaren Vergangenheit zu erreichen. Etwaige Loyalitätskonflikte einzelner Familienmitglieder können verbalisiert werden, um gemeinsam zufriedenstellende Lösungen des Zusammenlebens zu erarbeiten.

Bei einer *Multifamilientherapie* treffen sich sechs bis acht Familien mit einem depressiven Mitglied über drei bis vier Monate mehrmals wöchentlich stundenweise (Asen 2013). Dieses Setting bewährte sich vor allem für alleinerziehende oder sozial isolierte Frauen und Männer, um vertrauensvolle Beziehungen aufzubauen.

Paartherapie bei Depression

Häufig bietet sich eine Therapie zusammen mit dem Lebenspartner an. Um den Partner oder die Partnerin aufzuwerten, zur Mitarbeit zu bewegen und Schuldideen nicht aufkommen zu lassen, nennt Eia Asen dieses Setting »Partner-assistierte Therapie« (Asen 2013). Depressives Verhalten wird als beziehungsgestaltender Lösungsversuch gesehen; es kann eine Botschaft an den Partner sein, mehr Zuneigung zu geben; es kann den Partner daran hindern, den schwach erscheinenden Depressiven zu verlassen; es kann den Partner als Retter wichtig machen oder es kann die Erinnerung an ein verstorbenes Familienmitglied wachhalten und ein Zeichen von Loyalität sein (»Es darf mir nicht besser gehen als meinem verstorbenen Vater.«).

In der Therapie (zum Folgenden vgl. Linares u. Campo 2003; Asen 2013) tendiert oft der Ehepartner des meist passiven Patienten dazu, die aktive Rolle zu übernehmen und sich dabei selbst in die Rolle eines Ko-Therapeuten zu bringen. Für den Therapeuten stellt sich die Herausforderung, aus einer neutralen Haltung heraus die Wirklichkeitskonstruktionen und bisherigen Leistungen beider Partner wertzuschätzen. Indem er mit dem Patienten wie auch dem Partner gleichermaßen spricht, weicht er die bisherige komplementäre Haltung der Partner auf und verhindert, dass sich der Partner in die Rolle des Ersatzsprechers bringt.

Das folgende Phasenmodell folgt im Wesentlichen Asen (2013), erweitert um Elemente des Konzepts von Linares und Campo (2003).

In der ersten Therapiephase geht es um Beschreibungen, Bedeutungsgebungen und Kontextualisierung depressiver Symptome. Die bisher als unbeeinflussbar angesehenen Symptome können umgedeutet werden als Strategien im Umgang mit ungelösten Problemen oder Ohnmachtsgefühlen, um die Situation besser zu ertragen. Fragen nach Folgen der Symptome für die familiäre Beziehung können deren soziale Funktion weiter erhellen.

Die Wirklichkeitskonstruktionen der Familienmitglieder über die Entstehung und Aufrechterhaltung der depressiven Symptome können im Gespräch über die bisherigen Lebenswege der Familienmitglieder und die Liebesgeschichte der Partner erfragt werden. Oft werden über Generationen hinweg Kinder überfordert und parentifiziert, wenn sie sich um einen Elternteil kümmern müssen. Die jetzigen Ideen beider Partner dazu können helfen, die gegenwärtige

Situation besser zu verstehen und günstigere Möglichkeiten für die Zukunft zu finden.

Die zweite Therapiephase widmet sich den Beziehungsmustern des Paares; hier kann mit der Methode der Externalisierung (die Depression bekommt z. B. einen Stuhl im Therapieraum) oder des Reframing (z. B. Depression als Ruhepause oder Regulator der Beziehung) gearbeitet werden. Gewinn und Preis des depressiven Rückzugs des Patienten wie auch der Beschützerrolle des Partners können gegeneinander abgewogen werden. Mit der therapeutischen Haltung einer Veränderungsneutralität werden die Gründe für oder gegen eine Veränderung und ggf. auch Weiterführung der Therapie erörtert. In manchen Fällen bietet sich ein Teamsplitting an, bei dem beispielsweise der Ko-Therapeut oder das hinter dem Einwegspiegel sitzende Team Zweifel äußert, ob das Paar schon für eine Veränderung bereit ist, während der Therapeut eine Allianz mit der Familie eingeht und optimistisch die Position vertritt, dass die Familie die Veränderung sicherlich schaffen werde.

In den Paargesprächen wird üblicherweise danach die Unzufriedenheit des Patienten über die aus seiner Sicht unzureichende Versorgung durch den Partner und die Unzufriedenheit des Partners über die Belastung durch das symptomatische Verhalten des Patienten thematisiert. Neue Wege zu finden, bedeutet dann, auch negative Gefühle, wie Wut und Groll, auszusprechen, um bessere Lösungen für das Zusammenleben zu finden. Falls dies nicht gelingt, kann auch eine Trennung als Alternative erwogen werden. Verhaltensverschreibungen können Konfliktlösungen fördern und die Kommunikation verbessern.

»Nehmen Sie sich jede Woche eine Stunde zu einer festen Zeit, in der Sie sich zusammensetzen und über Probleme und Problemlösungen sprechen.«

Die letzte Therapiephase dient der Rückfallprophylaxe mit Antizipation möglicher Krisensituationen. Falls Rückfälle auftreten, kann man ihnen eine Bedeutung zuweisen. Sie können ein Alarmsignal darstellen bei Schwierigkeiten im therapeutischen Prozess. Man kann Rückfälle auch als vorhersehbar im Lauf der Therapie definieren.

Die 42 Jahre alte Frau C. war verheiratet und hatte eine 17-jährige Tochter. Sie litt seit mehr als 20 Jahren immer wieder an Phasen von depressiven Verstimmungen und Ängsten und hatte bereits zwei ambulante Psychotherapien und zwei stationäre Behandlungen in psychosomatischen Kliniken hinter sich.
Das Ehepaar kam zum *ersten Paargespräch* mit dem Anliegen, die als festgefahren erlebte Paarbeziehung zu verbessern oder, wenn das nicht möglich sei, sich zu trennen. Herr C. beschrieb als Problem, dass seit vielen Jahren kein Sex mehr stattfinde, seine Frau weise jegliche körperliche Annäherung zurück. Frau C. hingegen fühlte sich zu wenig von ihm versorgt und hatte das Gefühl, er interessiere sich nicht für sie und engagiere sich zu wenig im Haushalt und als Vater; alles hänge zu Hause an ihr. Beide machten eine Verhaltensänderung von der Änderung des Partners abhängig. Die Therapeutin besetzte mit ihrer ersten Umdeutung die Nichtveränderungsseite, um dem Paar Raum zu geben, über Veränderung nachzudenken:
THERAPEUTIN: »So wie Sie das Problem schildern, haben Sie eigentlich gar keine Paarbeziehung mehr.«
Beide Partner bestätigten diese Umdeutung (Reframing) ihres Problems. Danach wurden weitere Paargespräche vereinbart zur Verhandlung der Frage, unter welchen Voraussetzungen beide bereit wären, sich wieder auf eine Liebesbeziehung miteinander einzulassen.
Nach Gesprächen, in denen beide darauf zielten, den jeweils anderen zu einer Veränderung zu bewegen, und die Therapeutin immer wieder darauf hinwies, dass das kein tragfähiger Auftrag für eine Paarberatung sei, erklärte Herr C. im *dritten Gespräch*, dass er ernsthaft an Trennung denke, was er bisher nicht zu äußern gewagt habe. Er fühle sich seit 20 Jahren nicht gewürdigt und habe keine Hoffnung mehr. Frau C. zeigte sich darüber schockiert, weil er das nie geäußert habe. Er antwortete, dass er sich eben verschließe, wenn sie ihn körperlich zurückweise. Er sehe nur eine Chance für die Beziehung, wenn sie ihn näher an sich ranlasse oder ihm deutlich mache, dass es nicht an ihm liege, und wenn sie ihm dann anders zeigen könne, dass er ihr etwas bedeute. Im Gespräch wurde ein Trennungsszenario durchgespielt. Beide wollten das Gespräch auf sich wirken lassen.
Im *vierten Gespräch* berichteten beide von einer deutlichen Verbesserung: Für ihn sei wichtig gewesen, eine Grenze zu markieren; für sie sei neu gewesen, dass er sich mal äußere. In diesem Gespräch ging es dann um das Thema Sexualität. Frau C. sagte ihrem Mann, dass sie auch deswegen jegliche Berührung

vermied, weil sie immer fürchte, er wolle dann »mehr«. Die Frage der Therapeutin, ob sie ihren Mann also für ein »nicht kontrollierbares Lustmonster« halte, das bei der geringsten Annäherung über sie herfalle, löste Heiterkeit und ein entspanntes Gespräch über das Männerbild von Frau C. aus. Sie nahm sich vor, mehr Annäherung auszuprobieren, um auf reale Erfahrungen mit ihrem Mann statt auf Fantasien zurückgreifen zu können.

In dieser ersten Therapiephase waren die Bedeutungsgebungen der Partner für die vorliegenden Probleme eruiert worden, und die Therapeutin hatte schon ansatzweise neue Wirklichkeitskonstruktionen angeboten. Die folgenden Gespräche wandten sich nun verstärkt den Beziehungsmustern zu.

Im *fünften Gespräch* berichtete Frau C. über einen depressiven Rückfall, der jegliche Auseinandersetzung mit dem Thema unmöglich gemacht habe. Herr C. äußerte, er habe sich nun darauf eingestellt, künftig in der Ehe auf Sex zu verzichten. Als neue Wirklichkeitskonstruktion wurde von der Therapeutin die Umdeutung angeboten, dass das depressive Verhalten von Frau C. die Lösung für ihr Abgrenzungsproblem darstellen könnte. In der Depression durfte sie sich sexuell zurückziehen, ohne eine Auseinandersetzung mit ihrem Mann befürchten zu müssen. Frau C. bestätigte, ihr Problem sei, dass sie sich nicht zutraue, sich direkt abzugrenzen und zu sagen, was sie wolle und was sie nicht wolle. Mit dieser Erörterung wurde dem Paar auch die Wahlmöglichkeit bewusst, dass Frau C. entweder lernen könne, sich abzugrenzen, oder weiterhin die Depression zur Abgrenzung einsetzen könne. Sie nahm sich daraufhin vor, bis zum nächsten Mal mit einer aktiven Rolle zu experimentieren und zu erspüren, wann sie zu was genau Lust habe. Ihr Mann nahm sich vor, eher passiv zu bleiben, keine Initiative zu ergreifen und auf Abgrenzung keinesfalls vorwurfsvoll zu reagieren.

Beim *sechsten Gespräch* hatte Frau C. nichts von ihren Vorsätzen umgesetzt und war passiv geblieben. Sie verspüre einfach kein Verlangen nach Zärtlichkeit und Sexualität. Die Therapeutin ging daraufhin in ihrer Intervention noch einen Schritt weiter auf die passive Seite der vorliegenden Ambivalenz ein und bot eine neue Wirklichkeitskonstruktion an.

THERAPEUTIN: »Angenommen, es würde sich herausstellen, dass Sie schlichtweg ›asexuell‹ sind, so wie andere Menschen homosexuell sind. Was würde es für Sie bedeuten, wenn das herauskäme?«

FRAU C.: »Wenn das etwas nicht Änderbares wäre, wären alle therapeutischen Bemühungen der letzten Jahre umsonst gewesen. Dann müsste ich mein Idealbild von mir als Frau ändern. Ich bin schon keine besonders gute Hausfrau. Dann wäre ich auch keine gute Liebhaberin.«

Auf die Frage, was das für beide Partner und die Beziehung bedeuten würde, wenn sie sich von diesem Wunsch-Selbstbild verabschieden würde, sahen beide die Gefahr, dass er sich auf lange Sicht trennen würde. Es bestehe aber auch die Gefahr, dass sie nun ihre Energie nutze, um ihr Leben mit schönen Dingen zu füllen, dadurch merke, dass sie auf ihren Mann gar nicht angewiesen sei, und dass sie sich von ihm trenne. Eine andere mögliche Entwicklung könne sein, dass beide friedlich zusammenleben, mehr ihre eigenen Wege gehen, aber zumindest für die Mahlzeiten und für Urlaube immer wieder zusammenfinden würden. Als Hausaufgabe bekamen beide den Auftrag, im wöchentlichen Wechsel zum einen mit der Vorstellung zu experimentieren, dass Frau C. sich bezüglich Sexualität doch verändern könne, zum anderen mit der Annahme einer nicht änderbaren »Asexualität« von Frau C.

Nach diesem Gespräch trat eine deutliche Veränderung ein. Frau C. fühlte sich beim *siebten Paargespräch* extrem erleichtert durch die Vorstellung, sich nicht ändern zu müssen. Herr C. erlebte seine Frau entspannt und deutlich weniger vorwurfsvoll; dadurch gehe es auch ihm gut. Auf einer Skala der Besserung zwischen 1 und 10 ordneten sich beide zwischen 7 und 8 ein und meinten, wenn es so bleibe, wären sie absolut zufrieden.

Im *achten Gespräch* berichteten beide, dass es ihnen im Großen und Ganzen gut ergangen sei. Erst in letzter Zeit gehe es Frau C. aber wieder schlechter. Herr C. hatte wie früher den aktiven Part in der Beziehung übernommen und ihr vieles abgenommen, während sie sich zurückzog, seine Unterstützungsversuche abwertete und ihm unterstellte, er wolle sie kleinmachen.

THERAPEUTIN: »Welchen Unterschied würde es für Sie machen, wenn Sie sich nicht zurückziehen, sondern Ihrem Mann sagen würden: ›Du tust mir gut, ich brauche dich.‹?«

FRAU C.: »Dann würde ich mich schwach und unsicher fühlen. Im Kritisieren fühle ich mich stärker.«

THERAPEUTIN: »Das klingt ja so, als ob Sie sich nur in der Depression gestatten würden, sich anlehnungsbedürftig zu zeigen.«

FRAU C. (sehr berührt): »Ich habe Angst, mein Mann würde mich in meiner Schwäche nicht akzeptieren.«

HERR C. (schmunzelnd genervt): »Immerhin ertrage ich dich seit über 20 Jahren.«

Sechs Monate später fand noch ein *Nachschaugespräch* statt. Die Situation hatte sich weiter entspannt. Frau C. gab an, sich besser annehmen zu können, wie sie sei, das nehme ihr viel Druck. Die depressiven Episoden seien deutlich seltener und weniger intensiv gewesen. Herr C. sagte, er sei sehr froh, dass seine Frau ihn nicht mehr so häufig kritisiere. Sie hätten nun auch ohne Sex viele schöne gemeinsame Zeiten. Die Tochter gehe immer mehr eigene Wege. Dass seine Frau psychische Probleme habe, sei für ihn in Ordnung, solange sie ihm nicht dafür die Schuld gebe. Beide seien sich der Gefahr bewusst, dass einer von beiden sich in Zukunft vielleicht doch noch mal mehr wünschen und sich einem anderen Partner zuwenden könnte, aber mit diesem Risiko könnten sie ganz gut leben.

Das zur Sicherheit geplante weitere Nachschaugespräch weitere sechs Monate später wurde von Frau C. abgesagt mit der Begründung, es sei nicht mehr nötig, denn es gehe beiden weiterhin gut.

Zusammenfassung: Die Depression verhalf Frau C. zu einem Rückzug ohne die Notwendigkeit, mit ihren Abgrenzungswünschen Konflikte einzugehen. Herr C. dagegen war eher in der Rolle des Versorgers, aber im Bereich der Sexualität unzufrieden mit ihrer Passivität und forderte Veränderung. In der Paartherapie wurde dieses Muster verdeutlicht und eine offene Kommunikation darüber ermöglicht. Nachdem die Therapeutin anfangs die Paarbeziehung infrage stellte und dann die Möglichkeiten einer aktiven Auseinandersetzung über Nähe und Distanz in der Beziehung einbrachte, konnte das Paar damit experimentieren und den jeweils anderen in seiner Andersartigkeit akzeptieren, sodass die Depression als beziehungsgestaltendes Element nicht mehr notwendig wurde.

Paartherapie bei Dysthymia

Paartherapie bei Paaren mit einem dysthymen Mitglied unterscheidet sich nach Linares und Campo (2003) von der Paartherapie bei Depression (zum Folgenden vgl. Linares u. Campo 2003). Der Partner ist meistens weniger kooperativ oder zieht sich in eine defensive Position zurück. Um ihn zu würdigen, kann der Therapeut seine Hilfe erbitten, um die Situation besser verstehen und dem Patienten besser helfen zu können.

Vonseiten des Patienten wie auch des Partners werden Einladungen zur Triangulation an den Therapeuten herangetragen, denen dieser nicht erliegen und mit einer neutralen Haltung begegnen sollte.

Eine gemeinsame Neukonstruktion der positiven Aspekte der Vergangenheit und der Liebesgeschichte des Paares kann zu einer Fokusverschiebung in der Beziehung führen. Symptome können als Alarmsignale umgedeutet werden, dass etwas im Leben nicht stimmt und verändert werden sollte. Ein positives Selbstbild kann durch positive Konnotationen erreicht werden.

Eine Fokusverschiebung von den negativen auf die positiven Aspekte der Beziehung kann hilfreich sein. In einer Verschreibung soll z. B. jeder Ehepartner täglich eine kleine positive Geste zeigen, die vom anderen als »Überraschung« entdeckt werden soll. Jeder Partner kann eine Liste mit den wichtigsten »schwarzen Punkten« der Beziehung erstellen, die bearbeitet werden kann, um neue Konfliktlösungsstrategien zu erlernen. In der Paartherapie können Gründe für die Weiterführung der Beziehung oder auch für eine Trennung erörtert werden.

Frau G., 41 Jahre alt, war verheiratet und hatte zwei Söhne im Alter von 14 und 12 Jahren. Sie litt seit Jahren immer wieder an depressiven Verstimmungen, zeitweise verstärkt mit der Notwendigkeit von zwei stationären Behandlungen, sodass die Diagnose einer Dysthymia, überlagert durch eine rezidivierende depressive Störung, gestellt wurde. Während der letzten stationären Behandlung war eine Paartherapie empfohlen worden.

Bei der telefonischen Anmeldung äußerte sie den Wunsch, dass nach dem ersten gemeinsamen Gespräch mit beiden Partnern je ein Einzelgespräch geführt werden sollte, weil ihr Mann sich schwertue, offen zu reden.

Im *ersten Paargespräch* schilderte das Ehepaar seine Situation. Die Eltern von Frau G. hatten ein Restaurant im Ort, in dem neben Frau G. auch ihre Schwester und der Schwager mithalfen. Der Ehemann war ebenfalls selbstständig mit einem Handwerksbetrieb. Zwischen den Eheleuten kam es seit Jahren zu Konflikten wegen ihres Engagements im elterlichen Betrieb. Der Betrieb des Mannes war aktuell in einer finanziellen Krise, und er forderte schon länger ihre Unterstützung ein. Nach Einschätzung von Frau G. habe ihre Familie dafür überhaupt kein Verständnis, ihr Mann sei in ihrer Familie der »Stachel in der Wunde«. Ihr Mann hatte vor einigen Monaten eine Beziehung zu einer anderen Frau begonnen, von der auch die Kinder begeistert seien, diese Beziehung »ruhe« aber jetzt. Herr G. machte deutlich, dass er nicht gewillt sei, so weiterzumachen wie bisher; er hatte

auf dem Auszug seiner Frau aus dem gemeinsamen Haus bestanden, Frau G. hatte schon eine Wohnung gefunden, und ihr Umzug stand kurz bevor.
In einer Skulptur mit dem Familienbrett[13] ließ die Therapeutin beide ihre Familie aufstellen, außerdem die Herkunftsfamilie der Frau und die »Depression«. Es wurde deutlich, dass die »Depression« eine Pufferfunktion im Loyalitätskonflikt mit der Familie von Frau G. darstellte und ihr erlaubte, sich ab und zu aus dem elterlichen Betrieb herauszunehmen, ohne dass die Eltern gekränkt reagierten; im Gegenteil, sie zeigten dann großes Verständnis. In der Zielskulptur stellte Herr G. seine Frau hinter sich. Frau G. stellte sich in ihrer Zielvorstellung in größerer Distanz zu beiden Familien. Die Therapeutin betonte die positiven Seiten der »Depression«, die der Patientin durch die stationären Behandlungen immer wieder Auszeiten ermöglicht hatte, wo sie etwas nur für sich tun konnte.
Am Ende der ersten Sitzung bekräftigte Frau G. den Wunsch nach Einzelgesprächen, ihr Mann hatte den gleichen Wunsch. In den Gesprächen sollte es auch um eine konkrete Auftragsklärung für Paargespräche gehen.
Zunächst fand ein *Gespräch mit Frau G.* statt. Sie berichtete, dass ihr Mann ihr deutlich gemacht habe, dass er auch mit ihrer Depression nicht mehr weiterleben könne. Die Therapeutin ließ einfließen, dass quasi eine Entscheidung für die Depression eine Entscheidung gegen ihren Mann bedeuten würde. Die Funktion der »Depression« in der Familie wurde erörtert: Diese hatte immer zu einem großen emotionalen und in der Klinik auch zu einem räumlichen Abstand von ihrem Mann geführt, außerdem zu einer Auszeit von den Anforderungen der Eltern, ohne diese zu enttäuschen. Die Idee, dass damit die »Depression« auch einen Sinn haben und beeinflussbar sein könnte, verwirrte sie und machte sie nachdenklich. Die Therapeutin äußerte die Hypothese, dass die »Depression« im Moment dazu verhelfe, sowohl den Eltern als auch ihrem Mann gerecht zu werden: Sie komme der Forderung des Mannes nach, dem elterlichen Betrieb fernzubleiben, und die Eltern billigten das, weil sie sie für krank hielten. Sollte sie gesund werden, gäbe es einen mächtigen Familienkonflikt mit der Gefahr

13 Die Arbeit mit dem Familienbrett ist eine besondere Form der Skulpturarbeit. Der Klient wird aufgefordert, die Familienmitglieder mit den vorgegebenen Holzfiguren so auf dem auf dem Tisch liegenden Brett aufzustellen, wie er sie erlebt. Dabei sind der räumliche Abstand und die Blickrichtung der Figuren als symbolisierte Darstellung emotionaler Nähe zu wählen. Symbolisch kann auch die »Depression« aufgestellt werden. Meistens wird zuerst der Istzustand dargestellt und dann in einer Zielskulptur der Sollzustand. Diese Methode hilft, Gespräche zu intensivieren und Hypothesen zu bilden, sie ist kein Abbild der Wirklichkeit.

der Ausgrenzung. Wenn sie ohne Krankheit leben wollte, dann hätte sie eine wirklich schwere Entscheidung zu treffen.

Es wurde besprochen, dass für sie ein guter Auftrag für eine Paartherapie sein könnte, dass beide über die Frage verhandeln, unter welchen Umständen sie wieder ein Paar werden wollen. Sie zeigte sich diesbezüglich skeptisch; denn sie sei zwar bereit, weiter therapeutisch an sich zu arbeiten, aber ihre Erwartung sei auch, dass ihr Mann sie mit ihrer »Depression« so nehme, wie sie sei, und dass er sich nicht so scharf von ihren Eltern abgrenze. Für sie gehe es darum, das Vertrauen zu ihrem Mann nach seiner außerehelichen Beziehung wiederzugewinnen; dazu gehöre auch, dass er mehr mit ihr spreche.

Im *Einzelgespräch mit Herrn G.* beschrieb er sein jahrelanges vergebliches Ringen darum, dass seine Frau sich mehr ihm und den Kindern zuwende und sich aus der extrem engen Bindung zur Herkunftsfamilie löse. Mit dem Bestehen auf dem Auszug habe er unterstreichen wollen, dass seine Frau sich nun wirklich entscheiden müsse. Er begrüßte die Idee, in Paargesprächen zu verhandeln, unter welchen Voraussetzungen die Ehe eine Zukunft haben könnte. Seine Bedingungen seien klar: Keine schweren depressiven Krisen mehr, seine Frau müsse sich komplett und ausnahmslos aus dem elterlichen Betrieb zurückziehen, und sie müsse dafür sorgen, dass sie bezüglich ihrer Sexualität offener werde und lerne, Lust zu empfinden. Mit diesen Zielen sei es ihm absolut ernst, und er gebe ihr noch ein halbes Jahr Bewährungszeit. Insgesamt sei er wenig hoffnungsvoll, das seine Frau sich wirklich ändern würde.

Im *zweiten Paargespräch* teilten sich beide mit, unter welchen Umständen sie sich künftig eine Paarbeziehung vorstellen könnten. Herr G. zeigte dabei keinen Verhandlungsspielraum bezüglich seiner Erwartungen. Frau G. nahm sich daraufhin vor, sich gut zu überlegen, ob sie mit seinen Bedingungen einverstanden sei, wollte sich aber auf jeden Fall therapeutisch weiter bemühen um eine Besserung der Depression und eine Veränderung in Bezug auf ihre Sexualität.

Kurz vor dem nächsten vereinbarten Paartermin rief Frau G. an, dass ihr Mann keine Lust habe mitzukommen. Er wolle nur seine Ruhe; sie sehe das im Zusammenhang mit seiner akuten geschäftlichen Krise. Insgesamt habe sie den Eindruck, dass er derzeit nicht bereit sei, sich für die Beziehung zu engagieren, sondern eher abwarte, wie sie sich entwickle. Sie wolle nun gut für sich abwägen, was sie wolle, und gut für sich sorgen.

Weitere Therapiegespräche kamen nicht mehr zustande. Bei einem zufälligen Treffen ein Jahr später berichtete Frau G., sie habe sich für die weitere Mitarbeit

im elterlichen Restaurant und gegen ihren Mann entschieden.
Zusammenfassung: Bei diesem Paar standen die Spannungen in der Beziehung im Vordergrund. In der Therapie wurde vor allem auf die Funktion der depressiven Verstimmungen sowohl in der jetzigen Familie als auch in der Herkunftsfamilie fokussiert, um die Gründe für oder gegen die Weiterführung der Beziehung abzuwägen. Das Paar entschied sich schließlich zur Trennung. In der Paartherapie war der Krankheitsbegriff relativiert und eine bewusste Entscheidung für oder gegen symptomatisches Verhalten ermöglicht worden. Frau G. entschied sich diesbezüglich nach der Abwägung des Preises für eine Nichtveränderung, was die Trennung zur Folge hatte.

5.5.9 Methoden bei chronifizierten Störungen

Zu chronischen Verläufen kommt es vor allem dann, wenn ein hoher Gewinn aus dem Symptom resultiert. Dieser kann durch das Symptom selbst (primärer Krankheitsgewinn) oder durch die Einordnung des Symptoms als Krankheit (sekundärer Krankheitsgewinn) entstehen. Das kann in den Familien geschehen, in denen sich die oben (vgl. Abschnitt 4.4) beschriebenen Muster in der aktuellen Partnerschaft sehr verfestigt haben und den Bedürfnissen beider Partner entgegenkommen.

Im Fall der Depression ist es die als ausreichend empfundene emotionale Versorgung des passiv bleibenden Depressiven, die beiden Partnern genügt. Dann besteht meist keine Motivation, an dieser Situation etwas zu ändern. Das Paar hat sich arrangiert, vermeidet Konflikte, der Depressive hat inneren Abstand in der Depression und gleichzeitig auch eine gewisse Nähe, wird vom Partner wegen der Krankheitsdiagnose nicht verlassen (sekundärer Krankheitsgewinn). Die Motivation beider Partner beschränkt sich dann auf eine medikamentöse Behandlung und die regelmäßigen Arztkontakte.

In anderen Fällen ersetzen die Arztkontakte oder eine lange psychotherapeutische Einzelbehandlung eine zu Hause fehlende Aussprachemöglichkeit. Die Arztbesuche erfolgen ohne das Risiko, von dem professionellen Helfer verlassen zu werden. Man erträgt eine unbefriedigende Paarbeziehung besser durch diese regelmäßigen Kontakte.

Eine Interventionsmöglichkeit ist eine Fokusverschiebung von den dauernden Klagen auf die Ressourcen.

»Was hilft Ihnen, diese schwierige Situation zu ertragen?«

Frau M., jetzt 70 Jahr alt, leidet seit 16 Jahren an rezidivierenden depressiven Verstimmungen, ist durchweg antriebsarm und klagt in den regelmäßig stattfindenden kurzen Sprechstundengesprächen ständig über die schwierige Beziehung zu ihrem alkoholabhängigen und an einer Parkinson-Erkrankung leidenden Mann. Sie nimmt zuverlässig die verordneten Antidepressiva und genießt offensichtlich die Aussprachemöglichkeit, die ihr hilft, die schwierige Lage zu Hause zu ertragen. Eine Veränderungsmotivation ist auch bei genauerem Nachfragen nicht erkennbar. Auf die Möglichkeit einer intensiven Klinikbehandlung geht sie ebenfalls nicht ein. Die ärztliche systemische Haltung besteht in einer wiederholten Thematisierung, wie sie die schwierige Lage denn ertrage, was ihr dabei helfe und die Kraft gebe.

Man kann die Möglichkeit von Psychotherapie oder Paar- bzw. Familientherapie ansprechen.

»Es ist gut, dass Sie durch die Medikamente eine Erleichterung bekommen. In manchen Fällen von Depression kann zusätzlich eine Psychotherapie hilfreich sein. Beobachten Sie, ob es Hinweise gibt, dass bei Ihnen durch Gespräche Probleme gelöst werden könnten.«

Bei Patienten mit der Diagnose Dysthymia kann ein chronifizierendes Muster entstehen, wenn der Partner die Bitte um Zuneigung als Forderung wahrnimmt und ablehnt, der Patient dann mit Wut und Kritik reagiert und der Partner sich daraufhin aggressiv zurückzieht; erst der folgende depressive Rückzug führt wieder zur Annäherung des Partners. Diese Reaktion kann zur Aufrechterhaltung des Musters und zur Chronifizierung beitragen (Linares u. Campo 2003, S. 117; vgl. Abschnitt 4.6). Hier kann nur Paartherapie angeboten werden, es sei denn, der Patient hat sich vom Partner schon so weit innerlich abgelöst, dass er seinen eigenen Weg finden möchte, unabhängig vom weiteren Bestehen der Partnerschaft.

6 Nebenwirkungen der klassischen Depressionstherapie aus systemisch-konstruktivistischer Sicht

Dass sich die Medizin der depressiven Menschen annahm und ein Krankheitskonzept entwickelte, stellte in der historischen Entwicklung einen wichtigen Fortschritt dar, weil den Betroffenen dann Unterstützung und Hilfe zukommen konnten. Aus einer systemisch-konstruktivistischen Metaposition kann man die klassische medikamentöse Depressionstherapie aber nur als eine von verschiedenen Möglichkeiten des Umgangs mit depressivem Verhalten einordnen und damit relativieren. Depressive Symptome sind soziale Phänomene, werden aber in der klassischen Depressionstherapie mit Funktionsstörungen im biologischen oder psychischen System erklärt. Die konstruktivistische Sichtweise erweitert die theoretischen und methodischen Ansätze durch ein Hinterfragen des Krankheitsbegriffs und erkennt bei den klassischen Therapieformen »Nebenwirkungen« durch diese Einengung der Denkweise auf angenommene Defizite.

Eine wesentliche Nebenwirkung klassischer Therapien stellt das weitgehende Ausblenden zirkulärer Prozesse im sozialen System dar. Familien werden meistens zu wenig in die Therapie einbezogen oder nur als »gesunde« Angehörige gesehen, die den Patienten als Kranken unterstützen sollen. Das kann zu einer Zementierung der Krankenrolle beitragen. Familiäre Muster, die Rückfälle begünstigen, werden damit von der Therapie nicht berührt.

Die klassische Vorgehensweise mindert eine Veränderungshoffnung und -motivation durch das Denken in Defizitkategorien. Die Einengung des Denkens auf Krankheitskategorien kann eine depressive Störung quasi zu einer dauerhaften »Eigenschaft« der Persönlichkeit werden lassen, die auch in symptomfreien Zeiten nur »remittiert« ist. Man sieht sich dann als »Depressiver« behindert und schreibt es der »Depression« zu, wenn man sich mal nicht so gut fühlt, statt äußere Auslöser zu beachten. Wenn man sich Zusammenhänge zwischen der sozialen Situation, den eigenen Denk- und Verhaltensmustern und den Symptomen nicht vorstellen kann, wird man auch keine Anstrengungen unternehmen, in diesen Bereichen Lösungen für Probleme zu suchen.

Unser Gesundheits- und Sozialsystem belohnt symptomatische Verhaltensweisen. Weil weder der Betroffene noch das Umfeld für die »Depression« als verantwortlich gesehen werden, werden soziale Entlastungen und Behandlungen im Gesundheitswesen ermöglicht und finanziert. Die »Depression« bekommt die Funktion einer Eintrittskarte für regelmäßige unterstützende Arztgespräche, Selbsthilfegruppen, Frühberentung oder einen Behindertenausweis. Je schwerer die angenommene »Depression« eingestuft wird, desto höher fallen die Vergünstigungen für den Betroffenen und die finanziellen Leistungen für die behandelnden Institutionen aus. Erfolgreiche Behandlungen führen zu einem Entzug dieser sozialen Vergünstigungen für Betroffene und der Finanzen für professionelle Helfer. Ein hoher Krankheitsgewinn und ein hoher Preis für das Aussteigen aus der Krankheit können so die Motivation und die Unterstützung für eine Veränderung dämpfen. Eine schwindende Motivation, aktiv am Gesundwerden mitzuwirken, begünstigt schließlich eine Chronifizierung der Symptomatik.

7 Ausführliche systemische Fallbeispiele

7.1 Behandlung einer Patientin mit der Diagnose rezidivierende depressive Störung

Das folgende Fallbeispiel beschreibt die Behandlung einer Studentin, die seit Jahren an rezidivierenden depressiven Episoden litt. Es wurden im Verlauf von vier Jahren 31 Sitzungen durchgeführt. In der Therapie ging ihr Befinden immer wieder auf und ab. Ihr typisches Muster eines hilflos passiven Rückzugs im Sinne einer erlernten Hilflosigkeit wurde zunehmend unterbrochen, und sie lernte, Konflikte sowohl in ihrem privaten Umfeld als auch in der Therapie anzusprechen.

Die 30-jährige Psychologiestudentin Frau A. (Abb. 13) kam aus einer einfachen Familie und hatte einen älteren Bruder und drei jüngere Geschwister, die jüngste, 14-jährige Schwester ging noch zur Schule. Der 65-jährige Vater war Mechaniker gewesen, jetzt Rentner, die Mutter hatte keinen Beruf erlernt. Frau A. schilderte seit Jahren immer wieder auftretende Phasen von Antriebsmangel und Rückzug.

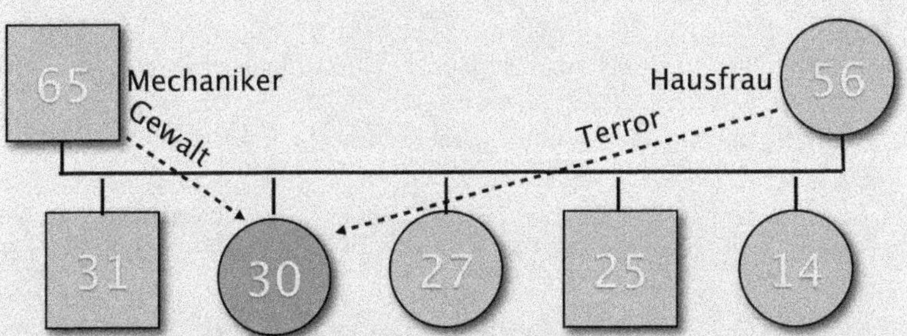

Abb. 13: Genogramm der Familie A

In der *ersten Sitzung* formulierte sie das Therapieziel, keine Dinge mehr vor sich herzuschieben und nicht mehr zu warten, bis Druck entsteht, glücklicher und fröhlicher zu sein, ein Instrument und Fremdsprachen zu lernen, zu zeichnen und sich um ihr soziales Umfeld zu kümmern. Sie führte ihre Probleme auf die von Gewalt geprägte Kindheit und die Erziehung durch die Eltern zurück. Um den Fokus von den veränderungsbedürftigen auf die guten Dinge zu verschieben, gab ich ihr die Hausaufgabe, zu überlegen, was in ihrem Leben gut sei und sich durch die Therapie nicht verändern dürfe.

Ihre Antwort in der *zweiten Sitzung* wies auf viele Ressourcen hin: Familie, Freunde, Empathie, Spaß, Verantwortung für sich, Gefühl für ihre Bedürfnisse, Neugier, frei zu sein, Dinge einfach zu betrachten, Ziele zu haben, Studium, Wohnung und ihr Glaube. Dass sie trotz ihrer problematischen Kindheit dabei auch ihre Familie aufzählte, zeigte ihre Ambivalenz. Die Frage, wieso sie ihre Therapieziele nicht jetzt schon umsetze, konnte sie nicht beantworten, vielleicht sei sie faul, undiszipliniert oder gelähmt. Sie beschrieb wieder ihre Angst vor den depressiven Phasen, in denen nichts mehr gegangen sei und sie das Zimmer nicht mehr verlassen habe. Aus ihren Antworten schloss ich, dass sie wenig Einflussmöglichkeiten auf das Problem oder die Lösung sah; deshalb gab ich ihr eine Beobachtungsaufgabe: Um ihre Handlungsoptionen zu erweitern, empfahl ich ihr, versuchsweise an den geraden Tagen des Monats so zu tun, als ob das Problem gelöst wäre, und sich an den ungeraden Tagen eher depressiv zu zeigen; dabei sollte sie alle Unterschiede beobachten und festhalten.

In der *dritten Sitzung* äußerte sie sich überrascht über ihre Reaktionen auf die Hausaufgabe: An den ungeraden Tagen, als sie sich erlaubt habe, wie in depressiven Phasen Dinge zu verschieben, habe sie mehr und dies auch gerne erledigt; an den geraden Tagen, als sie alles gleich erledigen wollte, habe sie Dinge verschoben. Sie habe dabei erkannt, dass sie sich selbst Druck mache und damit blockiere. Auf die Frage, wo sie gelernt habe, sich so unter Druck zu setzen, erzählte sie von ihrer leidvollen Kindheit bei gewalttätigen Eltern. Im Alter von sechs oder sieben habe sie schon dran gedacht, sich umzubringen. Besonders durch die Mutter habe sie sich, egal wie sie sich bemühte, alles richtig zu machen, ständig abgewertet gefühlt als schwarzes Schaf; diese habe ihr den Titel »Feind der Familie« gegeben. Um den Fokus auf ihre Ressourcen zu verschieben, fragte ich sie nach ihren damaligen Überlebensstrategien: Mit Freunden zu spielen, habe sie glücklich gemacht; auf Nachfragen bestätigte sie, dass der Kontakt zu Freunden ihr auch heute noch helfe, wenn sie schlechter

Stimmung sei. Nach Enttäuschungen in ihrer ersten großen Liebe und weiteren permanenten Kränkungen durch die Mutter habe sie mit 21 Jahren ihre erste schwere Depression bekommen. Sie habe sich dann einige Jahre zurückgezogen, sei zeitweise nicht aus dem Zimmer gegangen, und habe dann später langsam wieder angefangen rauszugehen; sie habe sogar vor Beginn des Studiums einen Job annehmen können. Bei einem Praktikum habe sie Spaß gehabt und sei glücklich gewesen. Vor einem Jahr sei das Studium sehr stressig gewesen und habe Energie geraubt, dann sei sie langsam wieder depressiv geworden. Auf meine Frage, wozu das depressive Verhalten gut gewesen sein könnte, meinte sie, es sei infolge des Stresses eine »Verneinungsreaktion auf das Leben«. Damit wurde auch von ihr eine gewisse Abhängigkeit ihrer Depression von ihrer Lebenssituation gesehen. Langsam war sie dann wieder aus der Depression herausgekommen.

Wegen verschiedener Prüfungen ging es ihr bis zur *vierten Sitzung* wieder schlechter. Sie habe zeitweise nicht lernen können und eine Prüfung wie auch die Bachelor-Arbeit verschoben. Wieder war ihre Kindheit Thema. Früher habe sie bei dem Gedanken, erwachsen zu werden, geheult. Sie habe Angst vor Druck und vor den Erwartungen anderer und lebe in Extremen. Entweder sei sie stinkfaul und habe deshalb ein schlechtes Gewissen, oder sie arbeite wie verrückt. Meine Hausaufgabe bezweckte, dieses Entweder-oder-Muster aufzuweichen und ihren Leistungsdruck zu relativieren: Ich empfahl ihr, jeden Tag das Lernen eine Stunde lang zu unterbrechen und über ihr Leben nachzudenken.

Bis zur *fünften Sitzung* ging es ihr noch schlechter. Sie schlief von mittags bis abends und lag nachts wach. Im Gespräch über die Gründe ihres Rückzugs äußerte sie ihre »Angst vor dem Leben«, weshalb sie nichts tue. Mein Bild von einem »Totstellreflex« bei Anforderungen löste Tränen bei ihr aus. Meine Hypothese war, dass sie so hohe Anforderungen an sich stellte, um die Eltern doch noch gut auf sich zu stimmen, dass sie zwangsläufig scheitern musste; wenn sie den eigenen Anforderungen nicht nachkam und sich Ruhe gönnte, bekam sie ein schlechtes Gewissen; nur Totstellen durch die depressive Symptomatik konnte sie ein Stück weit aus diesem Dilemma herausholen. Ich gab ihr die Hausaufgabe, sich trotz ihres schlechten Gewissens jeden Tag eine Stunde mehr im Bett zu gönnen. Diese paradoxe Symptomverschreibung führte die neue Wirklichkeitskonstruktion ein, dass Faulsein durchaus wichtig und erlaubt sein kann.

In der *sechsten Sitzung* fand sie die letzte Hausaufgabe angenehm und hilfreich, sie habe ihr verdeutlicht, dass sie sich selbst nichts gönne und sich bestrafe. Wenn sie sich zu viel Druck mache, werde sie krank. Sie merke nun ihre Bedürfnisse mehr und erlaube sich, mehr nach ihrem Rhythmus zu leben. So gehe es ihr besser. Ich empfahl ihr zu beobachten, ob auch ihre Magenschmerzen und die Angst vor dem Tag besser würden, wenn sie sich weniger zumute.

Nach ihren Bedürfnissen zu schauen, hatte bis zur *siebten Sitzung* die Magenschmerzen zum Verschwinden gebracht. Sie hatte sich genehmigt, einige Tage im Bett zu verbringen, und auch erstmals Traurigkeit über die von ihr angenommene Veranlagung zu Depressionen zugelassen. Wieder war die Kindheit Thema. Alles, was leicht gewesen sei und Spaß gemacht habe, sei ihr verboten gewesen. In der Pubertät habe sie nicht rausgehen dürfen, weil draußen Jungs seien. Sie habe damals versucht, vom Dach zu springen. Jetzt sei es schwierig, das Leben zu lieben. Meine Frage, was sie am Leben gehalten habe (eine Fokusverschiebung zu den Ressourcen), beantwortete sie mit: »Mein Glaube«. Sie könne sich nicht leisten, die Trauer über ihre Kindheitserlebnisse zuzulassen, sie würde darunter zusammenbrechen. Ich riet ihr, dies in kleinen Schritten zu versuchen und sich täglich nur fünf Minuten dieser Trauer zu widmen.

Diese Aufgabe führte sie nicht durch. In der *achten Sitzung* erbat ich eine Rückmeldung zur bisherigen Therapie; sie fand den Vier-Wochen-Rhythmus der Sitzungen und die Übungen hilfreich, z. B. eine Stunde länger im Bett zu bleiben, oder die Anregungen, dass sie auf ihre eigenen Bedürfnisse achten und sich nicht immer nach der Umwelt richten müsse; sie wünsche sich aber mehr Feedback über ihre Situation; die Richtung sei gut, ihr fehle aber weiterhin die Energie für das Studium.

PATIENTIN: »Erwachsene machen nichts Schönes. Ich will nicht erwachsen sein.«

THERAPEUT: »Sie haben sich das innere Kind erhalten?«

Auch diese Intervention stellte eine Fokusverschiebung von negativen Aspekten auf positive dar.

PATIENTIN: »Ja ..., ich habe einen negativen Eindruck von Erwachsenen und kein Vertrauen ... Das Leben kann Spaß machen, lachen, wenn man über eine Wiese rennt ... Das Positive ist: Ich habe gelernt, Menschen zu beobachten ... Menschen sind bedrohlich.«

Das von ihr erwähnte innere Bild, über eine Wiese zu rennen und Spaß am Leben zu haben, wurde von mir als Ressource registriert.

THERAPEUT: »Ist das Schneckenhaus, in das Sie sich dann zurückziehen, Schutz für Sie?«

Damit führte ich die positive Metapher des Schneckenhauses anstelle des Krankheitsbegriffs Depression ein.

PATIENTIN: »Ja ... Ich habe Interesse an Menschen, an der grünen Wiese ..., aber es gibt keinen echten Anreiz, aus dem Bett zu gehen.«

THERAPEUT: »Heißt das, dass das Bett nicht Depression bedeutet, sondern den fehlenden Anreiz rauszugehen?«

Auch mit dieser Frage weichte ich das Krankheitskonzept der Patientin auf.

PATIENTIN: »Studium und Lernen ist Anreiz ... Neugier ... das Ziel, den Master zu machen.«

THERAPEUT: »Überlegen Sie bis zum nächsten Mal, welche Anreize es für Sie geben könnte, aus dem Bett zu gehen und erwachsen zu werden.«

Bis zur *neunten Sitzung* ging es ihr teilweise gut, teilweise schlecht. Sie habe sich den Druck genommen, den Master machen zu müssen. Gegen das Erwachsenwerden gebe es viele Argumente. Bei dem früheren Praktikum habe sie Spaß gehabt und kein Problem aufzustehen. Sie vermute bei sich ein ADS (Aufmerksamkeits-Defizit-Syndrom), das zu haben wäre eine Erleichterung, weil sie sich nicht unfähig und schuldig fühlen müsste, wenn sie manchmal Tiefs habe. Wir erörterten die Frage, ob eher die Diagnose einer Krankheit oder alternativ die Übernahme von Verantwortung für ihren Rückzug ins Bett besser für sie wäre. Um dazu eine Antwort zu finden, empfahl ich ihr die Aufgabe, nachzudenken und jeweils Argumente dafür zu suchen, den Rückzug der Diagnose ADS oder ihrem Willen zuzuschreiben.

Hier war eine therapeutische Konstruktneutralität wichtig bezüglich der Ideen, ob eine genetische und nicht beeinflussbare Krankheit oder alternativ ein in der Therapie lösbares Problem vorliegen könnte (vgl. Abschnitt 5.1.6).

Die *zehnte Sitzung* hatte wieder die Frage ADS zum Thema. Falls sie die Sicherheit der Diagnose ADS hätte, würde sie den Alltag anders angehen und trotz ihrer Tiefs versuchen, ihn besser zu strukturieren. Auf die Frage, wieso sie das nicht schon tue, meinte sie, sie hätte dann eine Bestätigung. Sie hätte damit quasi auch die Erlaubnis, sich weniger abzuverlangen und sich mehr zu schonen. Ich ließ die Frage ADS offen; wenn sie es genau wissen wolle, solle sie sich von einem Spezialisten für ADS testen lassen. Stattdessen versuchte ich, auf der Verhaltensebene bessere Lösungen für sie zu finden.

THERAPEUT: »Was müsste jetzt passieren, dass Sie mehr Energie bekommen?«

PATIENTIN: »Auszeit, Urlaub, mehr Ordnung, Motivation, positive Erlebnisse ... Ich bin nicht faul.«

THERAPEUT: »Versuchen Sie, sich eine Auszeit zu nehmen vom Lernen.«
Ich gab ihr die Aufgabe, sich bis zum nächsten Mal ein paar Tage Urlaub vom Lernen zu genehmigen.
In der elften Sitzung ging es ihr schlecht. Sie habe mal 18 Stunden lang geschlafen. Das vom Hausarzt verordnete Antidepressivum habe sie nur nach Bedarf genommen. Tagelang habe sie nur geduscht und geschlafen. Sie habe so viele Baustellen, das Nichtsmachen ziehe sie runter. Sie habe ihren Nebenjob als studentische Hilfskraft gekündigt und die Fortbildung in Tai-Chi abgebrochen, obwohl ihr das gut getan habe; in ihrem Gehirn würden Botenstoffe fehlen. Ich deutete ihr an, es sei vielleicht an der Zeit, sich versorgen zu lassen und passiv zu sein, vielleicht könnten eine Klinikbehandlung oder Medikamente hilfreich sein.
Damit ging ich bei der ambivalenten Frage, aktiv oder passiv zu sein, auf die Passivseite, um ihr zu erleichtern, die andere Seite der Aktivität einzunehmen.
THERAPEUT: »Jeder Mensch braucht ab und zu, dass er von jemandem versorgt wird.«
PATIENTIN: »Ich bin noch nie versorgt worden. Wenn ich zu den Eltern gehe, werde ich nicht versorgt, sondern muss mich auch noch um die Mutter und die Schwester kümmern.«
Ich empfahl ihr, das vom Hausarzt verordnete und unregelmäßig eingenommene Antidepressivum täglich zu nehmen und sich bei einem meiner Praxiskollegen einen Termin geben zu lassen, um die weitere Medikation zu besprechen.
Der zunehmende depressive Rückzug in den letzten Wochen, ihr Wunsch nach einer weiteren Diagnose (ADS) und ihr Hinweis auf ein biologisches Krankheitskonzept (fehlende Botenstoffe) waren nach meiner Hypothese deutliche Anzeichen dafür, dass die bisherige Richtung der Therapie, das Krankheitskonzept aufzulösen und ihr mehr Verantwortung für ihre Handlungen zu vermitteln, jetzt nicht mehr adäquat war. Offensichtlich benötigte sie mehr Zuwendung und Versorgung durch andere. Deshalb wechselte ich unter Einhaltung einer Konstruktneutralität vom Problemlösekontext in den Krankheitskontext und empfahl Klinik und Medikation.
Bis zur *zwölften Sitzung* war sie bei den Eltern gewesen und hatte sich dort um die Schwester kümmern sollen. Ihr Zustand sei schlechter als zu Beginn der Therapie. Die Antidepressiva habe sie nicht genommen und denke weiter an das Vorliegen eines ADS; die Belastung habe sich angehäuft, die Situationen

würden sie überfordern, sie habe Angst vor den zu bewältigenden Aufgaben. Vielleicht brauche sie eine Verhaltenstherapie oder müsse gecoacht werden. Sie weinte in der Sitzung und meinte, ich hätte sie mehr fordern sollen. Ich gab ihr die Rückmeldung, dass ich bei der Aufzählung all der Anforderungen, die sie zurzeit erlebe, nachvollziehen könne, dass sie sich gestresst fühle und dass ihr das Angst mache und dass sie deshalb wieder verstärkt auf die Depression, ihr schützendes Schneckenhaus zurückgreife. Als Aufgabe bat ich sie zu überlegen, ob ihr andere Möglichkeiten einfielen, sich vor Überforderung zu schützen.

In der *13. Sitzung* ging es ihr wieder besser. Meine Erklärungen der letzten Sitzung für ihre Depression seien hilfreich gewesen. Ich erklärte ihr anhand ihrer Schilderungen das Modell des Depressionskreislaufs: Wenn man Angst vor Depression hat, nicht depressiv sein möchte und sich ängstlich beobachtet, ob Hinweise auf eine Depression möglicherweise vorliegen, wird man wegen kleiner Befindensänderungen besorgt sein, diese Sorge als Hinweis auf eine Depression werten, noch mehr besorgt sein usw., bis die zunehmende Sorge in eine Depression mündet. Sie werte jeweils ihre Müdigkeit und das im Bett Bleiben als Beginn einer depressiven Phase. Gegen diesen Kreislauf empfahl ich ihr, sich ab und zu bewusst einen Tag im Bett zu genehmigen.

Sie genehmigte sich dann viele Tage im Bett und machte, was ihr guttat. In der *14. Sitzung* ging es ihr wieder gut, und sie meinte, die Negativspirale bis hin zur Depression verstanden zu haben, wenn sie nicht gut drauf sei.

In der *15. Sitzung* ging es wieder schlechter. Sie zog die Therapie in Zweifel, diese sei unverständlich und habe ihr nicht viel gebracht, sie weine viel, könne nicht erkennen, wo der Weg sei, und erwäge, einen Heilpraktiker zu konsultieren. Ihr würde ein Partner und mehr Kontakt zur Familie fehlen. Sie nehme keine Medikamente ein, wolle aber vielleicht doch Antidepressiva versuchen. Wir besprachen ihre Ambivalenz zwischen Wünschen nach Autonomie und Versorgtwerden, die sich auch in ihrer wechselnden Haltung gegenüber der Therapie und dem Therapeuten spiegelte. Ich empfahl ihr, abwechslungsweise das eine oder das andere zu leben, öfter zu den Eltern zu gehen und zu beobachten, was guttut.

Danach ging es wieder besser. Bei der *16. Sitzung* hatte sie wieder begonnen, etwas für ihre Bachelor-Arbeit zu tun, lernte Spanisch und versuchte, nicht zu tun, was nicht guttat. Sie betrauerte, dass die Familie nicht reagiert habe, als sie viel Sehnsucht nach Liebe und Zuneigung geäußert habe. Auf mich habe sie eine »Vaterübertragung«; diesem habe sie nie sagen können, wenn ihr etwas nicht gepasst habe. Dass sie in den letzten Sitzungen Kritik gegenüber dem Therapeuten äußern konnte, war als positiver Schritt zu werten. Auf einer zehnstufigen Skala stufte sie ihre Besserung seit Therapiebeginn auf 3–4 ein.

THERAPEUT: »Wie haben Sie diesen Fortschritt geschafft?«

Ich fokussierte damit lösungsorientiert auf die Ressourcen.

PATIENTIN: »Ich habe mit mir gekämpft und versucht, Dinge umzusetzen, die mir bewusst wurden … Ich bin auf einem guten Weg.«

THERAPEUT: »Angenommen, Sie wollten auf dieser Skala einen Punkt weiterkommen auf 5. Was müssten Sie tun?«

PATIENTIN (weint): »Mich mit den Dingen beschäftigen, was ich jetzt nicht will, die Vergangenheit angucken, die mich heute negativ beeinflusst … meinen Weg weitergehen … mit der Familie reden.«

Sie überlege, die Therapie abzubrechen, weil sie sich nicht mit diesen Dingen auseinandersetzen wolle, wolle die Therapie aber vorerst noch weitermachen.

PATIENTIN: »Es hat mich in der Therapie geärgert, dass Sie das Thema Familie abgetan haben, obwohl ich erwähnt habe, dass es Gewalt in der Familie gegeben hat.«

THERAPEUT: »Ich kann mich nicht erinnern, das Thema abgetan zu haben, aber es ist gut, dass Sie es jetzt sagen. Dann reden wir über die Vergangenheit in der nächsten Sitzung.«

PATIENTIN: »Ja.«

THERAPEUT: »Überlegen Sie, was Sie beim nächsten Mal ansprechen wollen bezüglich der Vergangenheit, der Gewalt in der Familie.«

Meine Hypothese war, dass ihr Ansprechen dieses Problems und ihre Äußerung von Ärger in der Sitzung ein weiterer Schritt zu mehr Autonomie war.

In der *17. Sitzung* sprach Frau A. über ihren gewalttätigen Vater. Seine autoritäre Haltung habe bei ihr zum Gefühl geführt, nichts ausrichten zu können, ohnmächtig zu sein. Wir arbeiteten heraus, dass diese Erfahrung dazu führte, dass sie auch heute auf Anforderungen mit einem Gefühl von Ohnmacht reagiere und dann gar nichts tue, sich depressiv zurückziehe oder tot stelle. Diese Erklärung für ihre gegenwärtigen Ohnmachtsgefühle wurde von ihr so hilfreich erlebt, dass traumatherapeutische Techniken nicht erfolgen mussten.

In der *18. Sitzung* berichtete sie über eine Besserung durch eine geänderte Sichtweise. Im Gegensatz zu früher tue sie etwas bei Stress, damit dann der Stress weniger werde. Sie versuche regelmäßig etwas für die Bachelor-Arbeit zu tun und motiviere sich, auch wenn sie nichts tun wolle. Ich empfahl ihr, sich nach der Arbeit immer zu belohnen.

Die *19. Sitzung* hatte ihr Muster des Erstarrens in bedrohlichen Situationen zum Thema. Die körperliche Gewalt durch den Vater und die psychische Gewalt durch die Mutter mit der dauernden Drohung, aus der Familie ausgestoßen zu werden, ließen sie schon mit 14 Jahren depressive Symptome zeigen. Ich intervenierte wieder mit einer Fokusverschiebung auf ihre vergessenen Ressourcen und auf die Funktion des Symptoms.

THERAPEUT: »Wozu war das Erstarren in Gefühllosigkeit gut?«

PATIENTIN: »Man tat mir dann weniger weh ...«

THERAPEUT: »Was war früher hilfreich?«

PATIENTIN: »Verdrängen und zum Ausgleich viel draußen sein ... als ich älter war: nicht zu Hause sein und mit Freunden etwas machen.«

Ich betonte noch einmal, dass Freundschaften eine wichtige Ressource für sie zu sein schienen.

Die Thematisierung der Gewalterfahrungen in ihrer Kindheit in der *20. Sitzung* führte zu einer Wut auf die Familie. Man habe früher sie zum Sündenbock gemacht, jetzt gehe es der 15-jährigen Schwester ähnlich.

THERAPEUT: »Falls Ihre Entwicklung so weitergeht, wie wird sich das auf Ihre Rolle in der Familie auswirken?«

PATIENTIN: »Entweder ich versöhne mich mit der Familie oder ich entferne mich komplett. Ich muss schauen, dass ich mit mir selber klarkomme ... Ich mache mich nicht weiterhin zum Opfer.«

Ich leitete dann über zu einer Metakommunikation über die Therapie, um ihre Vorstellung von den nächsten Therapieschritten zu eruieren:

THERAPEUT: »Was brauchen Sie in der Therapie noch?«

PATIENTIN: »Ich weiß nicht ... Ich habe die Befürchtung, dass Sie mich nicht ernst nehmen.«

THERAPEUT: »Wie Ihre Familie?«

PATIENTIN: »Ja.«

THERAPEUT: »Woran würden Sie merken, dass ich Sie nicht ernst nehme?«

PATIENTIN: »... Das kann ich nicht sagen ... Anfangs bin ich um die Therapie rumgelaufen ...«

THERAPEUT: »Haben Sie sich damit von Ihrem inneren Schmerz abgelenkt?«

PATIENTIN: »Ja ... Ich möchte jetzt einen gesunden Egoismus entwickeln.«

Bei der *21. Sitzung* war die Bachelor-Arbeit fertig. Sie klagte wieder über Müdigkeit, Lethargie und ihre erlernte Hilflosigkeit; sie bestrafe sich oft selbst, mache sich Vorwürfe und habe dann das Bedürfnis, sich körperlich wehzutun, was sie aber nicht mache. Sie habe durch die Therapie viel verstanden, bekomme aber zu wenig Tipps und erlebe zu wenig Kommunikation. Ich konnotierte positiv, dass sie es trotzdem selbst schaffte weiterzukommen.

Zum wiederholten Male lud ich Frau A. ein, über die Funktion ihrer Symptome nachzudenken:

THERAPEUT: »Wozu ist die Lethargie gut?«

PATIENTIN: »Ich habe dann eine Glocke um mich rum und bin abgeschirmt.«

THERAPEUT: »Wahrscheinlich brauchen Sie die Abschirmung. Vielleicht sollten Sie das öfter tun. Versuchen Sie mal, bis wir uns wiedersehen, sich vorsorglich ab und zu mit der Glocke abzuschirmen, auch in Situationen, in denen es nicht notwendig ist.«

Mit dieser Symptomverschreibung gab ich ihr, wie schon viele Male früher, quasi die Erlaubnis, von ihrem Leistungsdruck wegzukommen und das Positive in den depressiven Symptomen zu sehen. In der Ambivalenz zwischen Passivität und Aktivität besetzte ich auch dieses Mal die passive Seite, um ihr die Möglichkeit zu geben, eher die andere Seite einzunehmen.

In der *22. Sitzung* ging es ihr besser. Sie klagte über Gefühlswallungen, wohl »alte, angestaute Gefühle«. Vor einer Reise zu den Eltern habe sie Magenschmerzen bekommen, bei den Eltern dann eine Magenschleimhautentzündung. Sie stehe vor einem Berg von Gefühlen, Erinnerungen an die Kindheit, als die Mutter sie terrorisiert habe: »Du Feind der Familie!« Sie sei für alles beschuldigt worden. Um ihr einen inneren Abstand von den früheren Traumata zu ermöglichen, fokussierte ich auf ihre Ressourcen und fragte, wie sie diese schlechte Behandlung überlebt habe. Ich gab ihr die Aufgabe, sich zu überlegen, was von ihren früheren Verhaltensweisen und Überlebensstrategien für die Gegenwart gut oder schlecht sei.

Die Gefühlsausbrüche gingen dann bis zur *23. Sitzung* zurück. Sie sei weitergekommen, und einiges sei ihr nun bewusster. Sie wolle z. B. ihren Gefühlen Raum lassen und sich nicht mehr erstarren lassen. Sie verneinte die Frage, ob eine Familientherapie hilfreich sein könnte, weil die Familie sie nicht verstehen würde, wenn sie Probleme klären wollte. Sie würde gerne zur Familie sagen, dass man sie in Frieden lassen solle, würde aber negative Reaktionen befürchten. Zur weiteren Klärung ihrer eigenen Gedanken und Gefühle empfahl ich ihr, in einem fiktiven Brief an die Familienangehörigen alles zu schreiben, was sie ihnen mitteilen wolle, diesen Brief aber nicht abzuschicken.

In der *24. Sitzung* stellten wir die Familie auf einem Familienbrett. Sie sah sich in der Mitte, Eltern und Geschwister in einem Kreis um sie herum, sie sollte für die alten Eltern sorgen; wegen ihres Psychologiestudiums würden alle Familienmitglieder bei Problemen um ihre Unterstützung bitten. Wenn es ihr selbst schlecht gehe, würden die anderen ihr aber nicht helfen. Ihr Ziel wäre, aus der Mitte des Kreises herauszukommen und sich im Kreis zwischen die anderen einzureihen.

Bis zur *25. Sitzung* fuhr sie nicht zu den Eltern, nachdem ihr bewusst geworden war, dass sie das eigentlich nicht wollte. Obwohl sie Wut und Enttäuschung über die Eltern stärker empfand, ging es ihr besser, sie probierte kleine Sachen, es sich gut gehen zu lassen, und wollte noch Musik machen und künstlerisch lernen, ihre Gefühle auszudrücken. Um die Trauer über die fehlende Liebe ihrer Eltern zu verarbeiten, gab ich ihr die Hausaufgabe, sich täglich 15 Minuten für Trauerarbeit Zeit zu nehmen und alle Gefühle hochkommen zu lassen.

In der *26. Sitzung* ging es wieder schlechter. Sie fühlte sich enttäuscht und verletzt, weil sich ihre beruflichen Hoffnungen nicht erfüllt hatten. Nach Beendigung der Bachelor-Arbeit hatte sie nur einen stundenweisen Job als Bedienung gefunden. In diesem Gespräch ging es um die Verabschiedung der Idee, dass alle Ideale sich umsetzen lassen. Ihr wurde bewusst, dass der Preis dafür, sich nicht aus dem Leben zurückzuziehen, eben auch bedeutet, mit Enttäuschungen und zweit- und drittbesten Lösungen zu leben.

In der *27. Sitzung* hatte sie eine Stelle als Psychologin in einer Beratungsstelle gefunden. Nach einer Bauchoperation hatte sie erstmals Pflege durch ihre Mutter eingefordert und dann auch bekommen. Das vom Hausarzt verordnete Antidepressivum hatte sie nicht genommen.

PATIENTIN: »Bei der Therapie ging es mir anfangs schlecht, aber ich bin weitergekommen. Das Hauptziel habe ich allerdings nicht erreicht: besser klarzukommen. Durch die Therapie bin ich nicht völlig abgesackt, aber ich hätte mir mehr Veränderung gewünscht. Ich komme mit vielem besser klar, komme auch besser klar mit der Distanzregelung zu anderen Menschen ... Zeitweise bin ich super gut drauf ...«

THERAPEUT: »Wieso kommen Sie immer noch ab und zu in ein Loch?«

PATIENTIN: »Das wurde mir klarer: meine Rolle in der Familie. Ich versuche, da rauszukommen, deshalb geht es mir besser ... Aber ich schlafe noch schlecht, habe Ängste und ein schweres Päckchen zu tragen. Ab und zu kann ich das Päckchen ablegen, wenn ich Kind bin.«

THERAPEUT: »Könnte es sein, dass das Päckchen die große Verantwortung ist, die Sie für sich und Ihre Familie tragen?«

Diese Intervention stellte wieder ein Reframing dar. Nachdem die Patientin sich als passives Opfer ihres »schweren Päckchens« dargestellt hatte, bot ich die neue Wirklichkeitskonstruktion an, dass ihre Ängste auch verständliche Folge ihrer aktiven Übernahme von übergroßer Verantwortung sein könnten.

PATIENTIN: »Vielleicht.«

THERAPEUT: »Das heißt, Sie könnten sich auch entscheiden, diese Verantwortung abzugeben, wenn sie Ihnen zu viel ist.«

In der *28. Sitzung* fühlte sie sich gut. Die Familienaufstellung auf dem Familienbrett hatte noch nachgewirkt und sie weitergebracht.

PATIENTIN: »Ich versuche, mich aus der Familie rauszuhalten, und bin ein Stück weiter rausgekommen. Ich halte jetzt Menschen fern, die mir nicht guttun, und bin gelassener. Mit ›Löchern‹ gehe ich anders um und lasse es eher zu, wenn ich mich depressiv oder traurig fühle. Ich mache immer mehr, was mir guttut, habe aber noch Angst, meine Weiblichkeit auszuleben.«

Sie wollte dieses Thema nicht gelebter Persönlichkeitsanteile in der Therapie noch nicht weiter vertiefen und traute sich zu, das Problem selbst angehen zu können.

...

PATIENTIN: »Mein Problem ist, dass ich mit Zurückweisung nicht umgehen kann.«

THERAPEUT: »Wenn Sie das lernen wollen, brauchen Sie Übung. Dazu müssten Sie aber Zurückweisung provozieren, nicht vermeiden. Sie könnten sich in einer anonymen Umgebung zu Übungszwecken ab und zu einen Korb holen. Sie könnten zum Beispiel in einer Fußgängerzone, wo man Sie nicht kennt, irgendeinen Mann zu einem Kaffee einladen. Sie müssen die Einladung aber so aussprechen, dass er ganz sicher ablehnt und Ihnen einen Korb gibt. Falls er je die Einladung annimmt, ist die Aufgabe nicht erfüllt. Machen Sie das ein paar Mal und beobachten Sie, wie der Mann jeweils reagiert und wie es Ihnen damit geht. Das besprechen wir dann beim nächsten Mal.«

Diese paradoxe Intervention ist ein gutes Mittel, den selbst auferlegten Erfolgsdruck zu reduzieren. Statt einer Zusage des Gegenübers wird eine Ablehnung als Erfolg definiert, was die ängstliche Selbstbeobachtung, sich perfekt zu verhalten, stört. Der Patient kann die Erfahrung machen, dass auch eine Ablehnung durch das Gegenüber nicht zur befürchteten Katastrophe führt und ertragen werden kann.

Bis zur *29. Sitzung* war Frau A. das Männerthema noch nicht angegangen und klagte über Probleme mit den Kollegen bei der Arbeit. Dabei ging es ihr nicht gut.

PATIENTIN: »Ich habe Angst, dass es ein Warnsignal ist für eine kommende depressive Welle. Das ist meine Befürchtung. Jetzt ist es noch ganz gut, aber es ist etwas im Anrollen.«

THERAPEUT: »Was hätte das für eine Konsequenz, wenn Sie es als Warnsignal sehen würden?«

PATIENTIN: »Ich glaube, ich würde dann eher jetzt schon anfangen vorzubeugen. Ich würde mir überlegen, ob ich doch noch mal eine Langzeittherapie angehe oder vielleicht Medikamente nehme oder möglichst schnell in meinem Leben etwas umstrukturiere, das heißt, anfange, mehr Sport zu machen oder irgendwie einen Ausgleich, damit ich nicht so ausgeliefert bin ... oder in Bezug auf die zweite Frage: Wenn ich sagen kann: Ich habe so einen Krankheitsverlauf, dass es immer mal wieder auftreten kann alle paar Jahre, dann würde ich auch noch mal ganz anders damit umgehen.«

THERAPEUT: »Wie anders damit umgehen?«

PATIENTIN: »Dass ich vielleicht eher damit anfange, es zu akzeptieren. Dass ich sage o. k., es ist halt eine Krankheit und ich muss einfach gucken, wie ich damit am besten klarkomme ... Bei den Tabletten ist es mir aufgefallen, dass ich so ein großes Problem habe zu sagen: Es ist so und ich bin krank. Es kann passieren, dass es wiederkommt. Ich glaube, ich würde dann anders damit umgehen. Vielleicht hätte ich dann noch mehr das Gefühl der Kontrolle. Ich fühle mich da so ausgeliefert ...«

Nachdem in der Therapie das Krankheitskonzept immer wieder aufgeweicht worden war, bestand bei der Patientin nun, wie schon früher bei bevorstehenden Herausforderungen, eine Ambivalenz, ob die Krankheitsrolle oder eher eine Verantwortungsübernahme für das eigene Wohlergehen besser sei.

PATIENTIN: »Das Bitterste im Moment ist für mich, dass ich schon einen Schritt weit in das Erwachsenwerden reinkomme ... Ich wache gerade auf aus einem ganz komischen Traum, albtraummäßig, und merke auf einmal, ich bin erwachsen. Noch nicht mal erwachsen, sondern alt. Ich fühle mich langsam alt. Dieser Sprung, mir fehlt die Zeit zwischen Kindsein und Altsein. Und das macht mich richtig sauer, das macht mich ... das kann ich nicht mehr nachholen, deshalb hänge ich mit allem etwas nach. Ich habe alles ein bisschen später angefangen. Die Zeit kann ich nie wieder nachholen. Teilweise mache ich das schon oder habe es gemacht ..., aber die Zeit ist weg ... Weil es die Zukunftsplanung beeinträchtigt und ich das immer noch vor mir weiß, die Zukunft zu planen ... es klingt banal, ich bin jetzt 34. Wann will ich jetzt noch einen Mann finden und heiraten? Und wenn, ist dann noch Zeit, ein Kind zu kriegen?«

Die Patientin erlebte nun den Preis für die Entscheidung, sich statt Rückzug dem Leben zu stellen: Sie musste der Tatsache ins Auge sehen, als Preis des früheren Rückzugs Zeit verloren und Entwicklungen versäumt zu haben.

...

THERAPEUT: »Wozu war der depressive Rückzug gut in diesen Situationen?«

Die Funktionalität der Symptome zu reflektieren und die metaphorische Umdeutung der »Depression« als Rückzug erhöht durch die Bewusstmachung die Beeinflussbarkeit. Statt der Wirklichkeitskonstruktion, sich als passives Opfer zu sehen, wird die Idee eines aktiv steuerbaren Rückzugs eingeführt.

PATIENTIN: »Ob es gut war, weiß ich nicht. Ich hätte lieber einen Fluchtreflex, als depressiv zu verarmen und zu erstarren ... Es gibt auch Leute, die noch aktiver werden. Ich verfalle in Lethargie ... Was es Gutes an sich hat? Ich könnte mir vorstellen, dass es vielleicht in solchen Situationen einfach Zeit braucht ... Viel Positives haben mir diese Phasen nicht gebracht, außer dass ich Zeit verloren habe und nichts gemacht habe und aus dem normalen Leben raus war.«

THERAPEUT: »War das gut in dieser Situation, aus dem normalen Leben raus zu sein?«

PATIENTIN: »Ja schon, entlastend (weint). Das möchte ich halt nicht mehr, weil es mir auch unangenehm ist, wo ich mir denke ... Ich will das nicht als Ausrede für mich nutzen, dass ich da rausgehe ... Als jetzt bei der Arbeit das Mobbing war, das ging an die Grenzen, wo ich auch wieder an dem Punkt war: O. k., jetzt ziehst du dich da raus ... Ich habe zu viel geschlafen und kaum noch gegessen ... Wo ich mir gedacht habe: ›So nicht!‹ Das wäre für mich wie eine Niederlage gewesen. Nein, das gebe ich mir nicht, wenn ich mich ungerecht behandelt fühle ... Dann bin ich doch weiter zu meiner Arbeit und habe mein Zeug gemacht ... Ich will nicht, dass das das Werkzeug ist, das mir in solchen Situationen hilft.«

...

THERAPEUT: »Hätte es denn früher, mit 13 oder 18, Alternativen gegeben?«

PATIENTIN: »Nein, mit 19 vielleicht, aber die wären mindestens so schlimm gewesen wie dort zu bleiben, weil ... Das hätte alles noch mal ins Chaos gestürzt, wenn ich einfach die Familie verlassen hätte oder gesagt hätte: Nee ... Das letzte Mal war die Phase, wo ich versucht habe, aktiv das zu verändern und zu verstehen.«

THERAPEUT: »War das erfolgreich?«
PATIENTIN: »Ich denke schon, ein Stück weit, vom Gefühl her ... mich hauen die Albträume jetzt auch nicht um, sondern ich denke: Gut, dann kann ich es wohl nicht bewusst verarbeiten, aber wenigstens im Traum, und ich kriege es noch mit und kann es verfolgen, praktisch wie eine Serie ... Die Alternative wäre gewesen, rauszugehen und ein Semester auszusetzen ... ich habe versucht dranzubleiben.«
Diese neue Wirklichkeitskonstruktion bezüglich ihrer Vergangenheit war offensichtlich hilfreich, ihren depressiven Rückzug bei Belastungen neu einzuordnen als verständliche Reaktion.
...
THERAPEUT: »Noch mal zur Therapie hier. Gab es denn da etwas, was hilfreich war für Sie in den Gesprächen?«
PATIENTIN: »Direkte Sachen kann ich gar nicht benennen. Ich glaube, der ganze Prozess, obwohl ich am Anfang wütend war und zu geduldig, ein bisschen wütend und unzufrieden, weil es nicht so lief, wie ich mir das vielleicht gewünscht hätte. Vom Prozess her, vom Gefühl her, jetzt denke ich schon, dass sich da etwas verändert hat, beziehungsweise dass ich da ganz anders dem gegenüberstehe, auch wenn es mir schlecht geht. Oder auch, dass ich das mal zulassen kann. Dann ist das halt so, und ich brauche kein schlechtes Gewissen zu haben, wenn ich mir den Tag mal gönne. Ich habe ja auch viel geschafft. Ich denke ja auch, dass es ein Erfolg der Therapie ist, diese Albträume zu haben, auch wenn das jetzt ein bisschen komisch klingt ... Wenn ich weiß, es ist halt einfach so, es ist eine Krankheit, und ich muss versuchen, damit klarzukommen und zu akzeptieren, dass es solche Phasen geben kann und dann entsprechend mein Leben in diesen Phasen verändern ... man soll sich nicht nur so verstecken.«
THERAPEUT: »Was hindert Sie dran, das dann so zu tun und das so zu sehen und zu sagen: Das ist halt eine Krankheit?«
PATIENTIN: »Ich kann es nur noch nicht akzeptieren beziehungsweise weiß nicht, ob es so ist, oder es ist nur dumm gelaufen ... Wenn ich wüsste, dass es so ist, würde es mir eher die Angst nehmen ...«
THERAPEUT: »Welche Angst würde es Ihnen nehmen, wenn Sie es als Krankheit sehen würden?«
PATIENTIN: »Es würde mir die Angst nehmen, dass ich dann sage: Oh Gott, kommt jetzt wieder eine depressive Phase? Warum geht es mir heute so? ... Ich wäre dann einfach gelassener und würde sagen: Es ist halt so ... Dann müsste ich mir

zugestehen: Ich bin krank. Und nicht: Jetzt geht es mir mal schlecht ... Auf der einen Seite denke ich, ich habe genug Mist mitgemacht, dass es solche Phasen gegeben hat, auch gerechtfertigt dann. Auf der anderen Seite schäme ich mich ein bisschen dafür, weil es mir vorkommt wie eine Schwäche. Andersrum könnte ich es mehr wie eine Stärke ausbauen: Es ist so und ich habe das, aber ich versuche, damit umzugehen.«

THERAPEUT: »Und wenn Sie es so sehen würden, dass bei Belastungen – und Belastungen gab es immer wieder bei Ihnen – das Ihre Reaktion ist?«

PATIENTIN: »Das finde ich dann schwach ... Die knickt ja ein, wenn irgendwas passiert ... Das wäre mir unangenehm. Deswegen sage ich das auch nicht. Vielleicht auch, weil es mir so vermittelt wird von der Familie. Jeder tut so, als ob er alles gebacken kriegt. Wenn man etwas anspricht und eine Grenze zieht und sagt, das muss ich verarbeiten: ›Das kriegt doch jeder hin; warum du nicht? Warum kriegst du es nicht gebacken?‹«

THERAPEUT: »Das heißt, es wäre schwach, wenn Sie selbst eine Grenze ziehen würden und sagen, das kann ich nicht. Und es wäre stark, wenn die Krankheit die Grenze setzen würde?«

PATIENTIN: »Ja, ja, doch ... Das könnte auch etwas mit den Träumen zu tun haben. Ich habe das Gefühl, ich möchte nur, dass sie akzeptieren, dass es mir schlecht geht, dass das berechtigt ist. Und dass ich nicht einfach nur schwächer bin, weil ich ab und zu Phasen habe, in denen ich es nicht so gebacken kriege ...«

THERAPEUT: »Sie würden es eher akzeptieren, wenn es eine Krankheit wäre?«

PATIENTIN: »... Für mich wäre es angenehmer. Ich wüsste gar nicht, ob ich es denen sagen würde. Die würden es eh nicht verstehen. Die würden sagen: ›Oh Gott, jetzt ist sie auch noch krank ...‹ Die würden es genauso negativ aufbauen, egal ob es eine Krankheit ist oder nicht. Das würde es nicht besser machen vom Feedback her, das ich bekommen würde. Es sind alle nicht dran krank geworden, nur ich, an der Lebenssituation. Ich erwarte da nicht viel Akzeptanz, aber ich merke, dass ich sie schon suche. Dass mir das immer aberkannt wird, dass es mir schlecht geht oder dass ich mich schlecht fühle ..., dass mir viele schlechte Sachen auch angetan worden sind. Wo meine Mama im Mittelpunkt steht, wo ich sie im Traum auch sehe.«

THERAPEUT: »Dann tun Sie doch, als ob es eine Krankheit wäre. Was spricht dagegen, zu sagen: ›Gut, die Krankheit gibt mir die Grenzen‹? Gut, dass Sie die Krankheit haben. Die sagt Ihnen, wann es zu viel wird.«

PATIENTIN: »Die Situation ist blöd, weil ich mir bewusst bin: Die Krankheit ist erst eine Krankheit, wenn man sie so definiert, wenn man dem Kind einen Namen gibt.«

THERAPEUT: »Die sagt Ihnen ja, wo es zu viel wird.«

PATIENTIN: »Ja.«

THERAPEUT: »Bei Belastungen mit der Mutter, der Schwester ... Gut, dass Sie die Krankheit haben, die Ihnen sagt, wann es zu viel wird.«

PATIENTIN: »Dass ich die Krankheit als Freund sehe und nicht als Feind?«

THERAPEUT: »Was spricht dagegen?«

PATIENTIN: »Ja, stimmt ... mittlerweile ... Ich sehe das eher als Signal und Alarmsystem ... Wie haben Sie das vorhin gesagt: Es wäre leichter, wenn eine definierte Krankheit mir die Grenzen zieht, als wenn ich sie selber bestimme.«

THERAPEUT: »Zumindest wenn Sie es vergessen, sie zu bestimmen.«

...

THERAPEUT: »Die Familie versteht es mit der Krankheit eher, als wenn Sie aktiv Zuwendung wollen.«

PATIENTIN: »Ja.«

Hier wurde klar, dass die Patientin nun lernte, das Krankheitskonzept dann einzusetzen, wenn es hilfreich erschien. Sie betrachtete diese Frage aus einer Metaposition.

Vier Monate später fand die *30. Sitzung* statt. Es ging ihr psychisch gut, und sie hatte sich viele Gedanken über unser letztes Gespräch gemacht, ob sie nun krank sei oder nicht.

PATIENTIN: »Ich brauche die Definition nicht: ›Ich bin krank‹, sondern muss schauen, welche Funktion das für mich erfüllt ... oder die Krankheit als Freund sehen, als Warnsignal, das ist ein guter Gedanke ... Ich kann jetzt auch mehr sagen: ›Ich mache es so, weil es mit guttut.‹«

In der *31. Sitzung* drei Monate später ging es weiterhin gut. Sie hatte mehr inneren Abstand von der Familie bekommen, konnte die Eltern wieder besuchen und gegenüber der Mutter erstmals Wut zeigen. Sie habe viel erreicht. Jetzt würden die Schwestern auf sie zukommen und sagen: »Wir haben dich lieb.« Ihre eigene Veränderung hatte auch zu einer Veränderung im Familiensystem geführt.

Zusammenfassung: Nach einer schwierigen Kindheit mit Gewalterfahrungen konnte Frau A. mit Anforderungen schlecht umgehen. Ihr erlerntes Muster war dann ein depressiver Rückzug und passives Erstarren als Schutz vor Verletzungen, ihre Überlebensstrategie war Verdrängen und Vergessen im Spiel mit

Freunden. In einem Alles-oder-nichts-Muster überlastete sie sich früher bei ihrer Sorge um die jüngeren Geschwister und dann beim Abitur und im Studium. Da sie ihren eigenen hohen Ansprüchen nicht gerecht werden konnte und leichte Befindensschwankungen als Hinweis auf eine beginnende Depression wertete, kam sie immer wieder in depressive Episoden. Durch ihre früheren negativen Erfahrungen hatte sie nicht gelernt, auf ihre Grenzen der Belastbarkeit zu achten und sich bei Bedarf Hilfe einzufordern. Durch die ganze Therapie zog sich ihre Ambivalenz zwischen Wünschen nach Versorgtwerden durch ihre Herkunftsfamilie und Wünschen nach Autonomie und Abgrenzung. Diese Ambivalenz übertrug sie auch auf die Therapie, sodass ihr phasenweise die Vierwochenabstände zwischen den Sitzungen zu lang waren und sie Behandlungsalternativen erwog.
In der Therapie lernte sie neue Sichtweisen kennen, die ein Sowohl-als-auch-Muster ermöglichten, und konnte in kleinen Schritten depressive Verstimmungen als Signal für Bedürftigkeit umdeuten und dann besser für ihre Bedürfnisse sorgen, z. B. Distanz von der Familie schaffen, aber auch bei ihrer Operation Hilfe von der Mutter einfordern. Die konstruktneutrale Erörterung der Frage Krankheit oder Signal verhalf ihr zu einer neuen Sichtweise, sich selbst nicht mehr nur als Opfer der Krankheit zu sehen, sondern als aktive Mitgestalterin ihrer sozialen Eingebundenheit nicht nur in ihrer Familie. Krankheit konnte für sie dann als soziales Konstrukt durchaus einen Sinn und Nutzen bekommen.
Durch die Therapie war Frau A. von ihrer früheren Helfer-Position in der Familie weggekommen, sie grenzte sich mehr von den fordernden Eltern ab und wurde in ihrer neuen Rolle von den Geschwistern wertgeschätzt und geliebt. Sie hatte bei äußeren Belastungen noch depressive Verstimmungen, konnte diese aber besser in Bezug auf die Lebenssituation einordnen und spürte nun ihre Emotionen, während sie früher im Rückzug emotional erstarrt gewesen war.

Die Behandlung von Frau A. ist ein Beispiel für den systemischen Umgang mit einem sehr verfestigten, in die Kindheit zurückreichenden Muster, belastende Emotionen in einer psychischen Erstarrung quasi abzuspalten. Fokusverschiebungen zu einer ressourcenorientierten Sichtweise, positive Metaphern, die Einführung des Preises für Veränderung oder Nichtveränderung und die Wahrung einer Konstruktneutralität bezüglich der Frage, ob eine Krankheit oder ein verstehbarer Rückzug vorliegt, erweiterten ihre Denk- und Verhaltensoptionen und führten zu einer Verbesserung ihrer psychischen Verfassung und ihrer sozialen Kompetenzen. Das Konstrukt »Krankheit« hat in der systemischen Therapie einen positiven Platz und kann, wenn es hilfreich erscheint, im Sinne einer Konstruktneutralität auch einmal als Möglichkeit eingeführt werden. Man kann in der Therapie abwägen, wann dieses Konstrukt nützlich und wann es nicht nützlich ist.

7.2 Behandlung einer Patientin mit der Diagnose Dysthymia

Frau B. war sehr harmoniebedürftig und litt seit Jahren an leichteren depressiven Verstimmungen und körperlichen Beschwerden, wenn die Harmonie mit ihrem sozialen Umfeld bedroht war. Sie hatte die Diagnose Dysthymia bekommen. Bei ihr wurden nach einer mehrmonatigen Wartezeit fünf Therapiesitzungen im Verlauf von neun Monaten durchgeführt.

Die 30-jährige Informatikerin Frau B. (Abb. 14) klagte in der Sprechstunde, vor drei Jahren am Rande von Burn-out gewesen zu sein, seit einem Jahr sei sie mit ihren Kräften am Ende. Ein Kollege, Stellvertreter ihres Chefs, stehe manchmal stundenlang neben ihr und halte sie von ihrer Arbeit ab, sodass sie abends erst spät nach Hause komme. Sie habe Angst um ihre depressive Schwester, leide an Entzündungen im Mund, Ekzemen, Herzstolpern und Magen-Darm-Problemen. Von der Behandlung erwarte sie Tipps, um sich nicht für alle verantwortlich zu fühlen. Wir besprachen die therapeutischen Möglichkeiten: Antidepressiva, Psychotherapie oder Einweisung in eine psychosomatische Klinik.
Beim zweiten Sprechstundengespräch vier Wochen später ging es ihr besser. Ein offenes Gespräch mit dem problematischen Kollegen hatte sie entlastet. Sie entschied sich für eine ambulante Psychotherapie. In den folgenden Monaten der Wartezeit auf die Psychotherapie gab es Streitigkeiten in ihrer Herkunftsfamilie nach dem Tod der Großmutter. Frau B. reagierte darauf depressiv und mit verschiedenen Beschwerden, wie innerer Unruhe und Kribbeln der Hände.

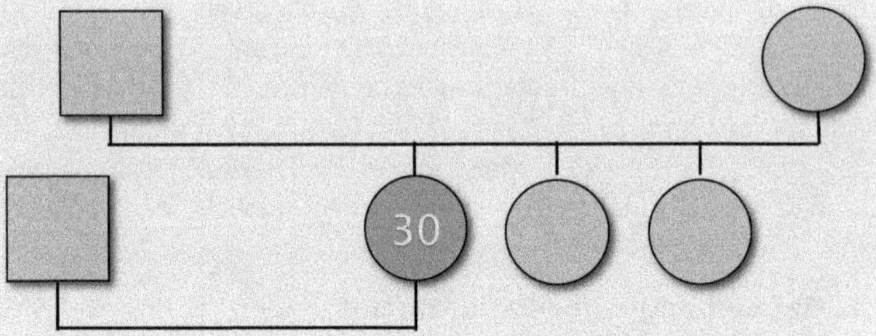

Abb. 14: Genogramm der Familie B

Die *erste Therapiesitzung* war der Auftragsklärung gewidmet.

THERAPEUT: »Was für eine Erwartung haben Sie an das heutige und an weitere Gespräche?«

PATIENTIN: »Dass Sie aufnehmen, wie ich lebe und wie ich mich verhalte, und mich dementsprechend beraten, mein Verhalten analysieren. Ich möchte wissen: Ist das normal oder ist es nicht normal? Dass ich mich ändere ... Ich kenne ein paar Schwächen, kann aber nicht aus meiner Haut. Vielleicht gibt es Methoden, wie man doch da rauskommt ... Ich bin sehr perfektionistisch. Das überfordert mich teilweise. Und das mit meinem Kollegen, der mich stalkt ... Generell bin ich ein sehr gutmütiger Mensch ... Ich fühle mich von meinen Mitmenschen überfordert, sodass ich die ganzen Kontakte nicht halten kann ... Ich kümmere mich um alles, obwohl ich weiß, dass ich mich um mich kümmern sollte. Sonst hätte ich keine Freunde mehr.«

...

THERAPEUT: »Machen wir mal ein Gedankenspiel. Stellen Sie sich vor, wir würden Therapie machen, und die Therapie wäre in einem Jahr mit optimalem Ergebnis beendet. Versetzen Sie sich in die Zukunft und stellen sich vor, wir würden uns nach Abschluss der optimal verlaufenen Therapie hier wieder treffen, und ich würde Sie fragen: Was machen Sie jetzt anders? Was würden Sie sagen?«

PATIENTIN: »Dass ich wahrscheinlich viele Dinge nicht mehr so ernst nehme, dass ich meinen Perfektionismus vielleicht abgelegt habe ... ich wünsche mir, dass dann der Umgang mit meinem Kollegen irgendwie anders ist ... Dass ich mir über vieles nicht mehr so viele Gedanken mache, dass mir die Dinge nicht mehr so zu Herzen gehen.«

THERAPEUT: »Was machen Sie anders, wenn Ihnen die Dinge nicht mehr so zu Herzen gehen?«
Damit erfragte ich das Ziel detailliert auf der Verhaltensebene, weil konkrete Ziele besser erreichbar sind als vage formulierte.
PATIENTIN: »Ich muss anders damit umgehen, weiß noch nicht wie.«
THERAPEUT: »Was für einen Unterschied merkt Ihr Mann nach der Therapie im Vergleich zu vor der Therapie?«
Das ist die Frage nach dem Therapieziel aus einer Außenperspektive.
PATIENTIN: »Dass ich entspannter bin.«
THERAPEUT: »Woran merkt er das?«
PATIENTIN: »Ich bin wieder besser gelaunt, bin leistungsfähiger.«
THERAPEUT: »Woran merkt er, dass Sie leistungsfähiger sind?«
PATIENTIN: »Dass ich nicht schon um sieben auf der Couch liege. Ich bin noch aktiv, mache irgendwas, gehe zum Sport, laufen, mache mehr für mich und kümmere mich nicht so viel um andere ... sportlich aktiv sein, singen, ich bin auch im Chor.
Frau B. schilderte dann das Problem, dass ihr Vater sein Haus verkaufen wolle, wenn sie sich nicht kurzfristig dazu entscheiden würde, in dieses Haus zu ziehen. Bisher habe sie sich aus Mitleid mit dem Vater auf dieses Thema eingelassen und ihren Umzug dorthin nicht eindeutig abgelehnt.
THERAPEUT: »Sie haben bei der Zielvorstellung ein paar Dinge aufgezählt, die Sie umsetzen könnten ... zum Beispiel in den Chor gehen, Sport machen, ... Telefonate bleiben lassen ... Wieso tun Sie es nicht schon so, wie Sie es als Ziel aufgezeigt haben? Sonst könnte man sagen: Machen Sie es, dazu brauchen Sie keine Therapie ...«
Damit erfragte ich die Wirklichkeitskonstruktion der Patientin über die Gründe, die einer Problemlösung bisher entgegenstanden.
PATIENTIN: »Weil ich dann, wenn es so weit ist, zum Beispiel beim Sport, sage: ›Heute nicht!‹ Und weil ich immer viel zu schlapp dafür bin. Und dann liege ich auf der Couch und sage zu meinem Mann: ›Ich will nicht.‹ Und bin bockig, bis er mich in Ruhe lässt.«
THERAPEUT: »Aber Telefonate nicht führen macht weniger Stress ... Wieso machen Sie das nicht?«
PATIENTIN: »... Das Thema mit meinem Vater. Ich kann nicht nur an mich denken, sonst bin ich egoistisch.«
THERAPEUT: »Ziel ist doch, mehr an sich zu denken und nicht zum Vater zu ziehen?«

PATIENTIN: »Ich will vielleicht doch dahin ziehen, das kann ich mir schon vorstellen, aber ich möchte mich momentan nicht festlegen.«
THERAPEUT: »Und wo ist dann das Problem ...?«
PATIENTIN: »Wenn ich mich auf kein Gespräch einlasse, lasse ich ihn im Stich ... Mein Vater würde das Haus verkaufen.«
THERAPEUT: »Und wie wäre das für Sie?«
PATIENTIN: »Schlimm ...«
Hier zeigte sich die Ambivalenz der Patientin bezüglich einer Veränderung. Verbal wünschte sie diese Veränderung, während ihre Symptome, die Kraftlosigkeit und die Ängste, sie offensichtlich davon abhielten. Ich sprach deshalb im Folgenden die Optionen Veränderung oder Nichtveränderung unter Wahrung einer Veränderungsneutralität mit ihr durch, wobei ich dabei eher die Seite der Nichtveränderung besetzte und vor Veränderung warnte, um ihr die andere Seite der Ambivalenz offenzuhalten.
THERAPEUT: »Aber das heißt ja auch, dass die Therapie ein großes Risiko hat. Angenommen, die Therapie wäre erfolgreich und Sie würden die ganzen Dinge, die Sie gesagt haben, tun, dann würde etwas Schlimmes rauskommen.«
PATIENTIN: »Es ist ja die Frage, ob es wirklich schlimm ist oder ob man es so regeln kann ..., deshalb bin ich hier, vielleicht ist es gar nicht so schlimm ...«
THERAPEUT: »Die Therapie hat ein großes Risiko. Angenommen, Sie machen das so, dann ist gar nicht gesagt, dass es Ihnen besser geht als vorher.«
PATIENTIN: »Es muss auf einem Weg passieren, mit dem ich leben kann. Mir muss klargemacht werden, dass das nicht nur schlecht ist.«
THERAPEUT: »Vielleicht ist es besser, alles beim Alten zu lassen.«
PATIENTIN: »Dann geht es mir weiterhin bescheiden. Ich habe eine Riesenhoffnung, dass es jetzt besser wird. Ich kann so nicht weiterleben. Das geht nicht. Irgendwo brauche ich Hilfe ...«
THERAPEUT: »Trotzdem kann eine Therapie das Hausproblem nicht lösen. Entweder das Haus Ihres Vaters ist weg oder es ist nicht weg. Die Therapie kann Ihnen vielleicht helfen, gewisse Dinge zu tun oder zu ändern oder eine Entscheidung zu treffen, aber das Risiko von der einen oder anderen Entscheidung kann die Therapie auch nicht wegnehmen.«
PATIENTIN: »Das nicht, aber meine Denke. Das ist dann vielleicht gar nicht mehr schlimm für mich.«
THERAPEUT: »Aber das Risiko ist allemal da, wenn Sie sich verändern, dass irgendwas schlechter wird ...«

PATIENTIN: »Man bespricht das ja, was man tut, so, dass es dann nicht schlimm ist.«
Nach diesem ersten Anstoß, die Optionen Veränderung oder Nichtveränderung durchzudenken, ging die Sitzungszeit zu Ende. Ich setzte noch einen weiteren Impuls. Um den Fokus ihres Denkens von den negativen auf die positiven Dinge zu lenken, gab ich ihr die Hausaufgabe, zu überlegen, was in ihrem Leben gut sei und sich durch die Therapie nicht verändern solle.
In der *zweiten Sitzung* klagte sie über eine unveränderte innere Unruhe und eine belegte Zunge und meinte, es gebe tiefergehende Gründe für ihre Beschwerden. Ich erfragte ihre diesbezügliche Wirklichkeitskonstruktion.
PATIENTIN: »Durch die Erfahrung, die ich gemacht habe, denke ich, irgendwas ist noch in meinem Kopf, ich weiß nicht.«
THERAPEUT: »Die Frage ist, ob es überhaupt für Psychotherapie zugänglich ist.«
Ich stellte so die Therapie infrage, um Denkprozesse anzustoßen, die Wirklichkeitskonstruktion über die gewünschte Problemlösung zu präzisieren.
PATIENTIN: »Ich glaube nur, dass die Gründe vielleicht tiefer liegen, als ich vielleicht im ersten Moment denke ... Ich weiß nur, dass ich ein Mensch bin, der perfektionistisch veranlagt ist. Ich kann nicht aus meiner Haut. Ich versuche, dran zu arbeiten, aber irgendwie ...«
THERAPEUT: »Die Frage stellt sich schon, bei dem, was Sie jetzt sagen, ob das überhaupt durch Therapie beeinflussbar ist ... Sie sagen, Sie können nicht aus Ihrer Haut, sind perfektionistisch, dann müssen Sie halt ertragen, wie es ist.«
Damit führte ich ihre Wirklichkeitskonstruktion ad absurdum weiter: Wenn sie nicht aus ihrer Haut kann, sich also nicht ändern kann, ist eine Problemlösung durch aktive Verhaltensänderung nicht möglich, dann geht nur noch das Ertragen des Problems.
PATIENTIN: »Ich brauche Hilfe, denn so geht es nicht. Es gab Zeiten, wo ich auf dem Sofa lag und nicht konnte, wo ich eine schlechte Stimmung hatte, dann fängt die Haut wieder an.«
THERAPEUT: »Es gibt zwei Möglichkeiten. Entweder es hängt mit der Lebenssituation zusammen in irgendeiner Art und Weise, dann ist es beeinflussbar, oder es hängt nicht damit zusammen, dann ist es nicht beeinflussbar. Bei der Hälfte der Menschen mit solchen Beschwerden, wie Sie sie haben, sind diese mit Psychotherapie beeinflussbar, bei der anderen Hälfte nicht. Jetzt wäre die Frage: Zu welcher Hälfte gehören Sie? ...«
In einer systemischen Therapie können Probleme durch neue Wirklichkeitskonstruktionen gelöst werden. Inwieweit eine solche Problemlösung zu einer

Beschwerdelinderung beiträgt, kann nur der Patient beurteilen. Die Patientin lud hier in einer passiven Haltung dazu ein, ihre Beschwerden unter Ausklammerung des Kontextes quasi wegzuzaubern; das kann aber allenfalls mit Medikamenten gelingen. Um sie anzuregen, über den Kontext und ihre eigenen Möglichkeiten nachzudenken, hat sich die obige Intervention bewährt.

PATIENTIN: »Und was ist mit denen, wo es vom Himmel fällt? Was macht man da?«

THERAPEUT: »Medikamente.«

PATIENTIN: »Das ist der einfache Weg.«

THERAPEUT: »Klar.«

PATIENTIN: »... Die Psyche ist beeinflussbar durch andere Denkansätze, auf die ich einfach nicht komme. Da glaube ich schon, weil ich dafür offen bin, dass man da etwas machen kann.«

...

THERAPEUT: »Aber nur, wenn etwas änderbar ist. Sie sagen, Sie können nicht aus Ihrer Haut. Dann ist es eben nicht beeinflussbar. Entweder Sie müssen ertragen, was der Preis für den Perfektionismus ist, oder Sie müssen ertragen, dass die Dinge nicht perfekt sind.«

PATIENTIN: »Vielleicht kann man lernen, dass es mich nicht so belastet, wenn Dinge nicht perfekt sind.«

THERAPEUT: »Das müssen Sie dann ertragen lernen. Sonst wäre es Zauberei: Ich will, dass alles rosarot ist und mich nicht belastet, das funktioniert nicht.«

...

THERAPEUT: »Das heißt: Ertragen lernen, dass etwas nicht perfekt ist. Das würde voraussetzen, dass Sie aus Ihrer Haut können. Wenn Sie sagen: Ich kann nicht aus meiner Haut, dann nützen die ganzen Übungen nichts.«

PATIENTIN: »Ich bin bereit dazu, es zu versuchen.«

Jetzt verließ die Patientin in einem ersten Veränderungsschritt ihre passive Haltung und nahm eine aktivere Rolle ein.

...

PATIENTIN: »Ich bin dazu übergegangen zu sagen: Ich brauche meine Freiräume ... Ich bin da schon sehr radikal geworden im Vergleich zu früher, da sind wir alle paar Wochen zu meinen Eltern gefahren, jetzt waren wir an Weihnachten da, und da bin ich auch gleich wieder gegangen. Das werde ich weiterhin so machen. Ich habe mir ein Fahrrad bestellt, dann werde ich Sport machen. Ich will meinen Kopf frei haben und nicht mehr so schnell voll machen.«

Nachdem ich für die Nichtveränderung argumentiert und die Therapie und Veränderungsmöglichkeit in Zweifel gezogen hatte, besetzte Frau B. die andere Seite der Ambivalenz: die Veränderung. Sie schilderte nun ihre bereits erfolgten ersten Veränderungsschritte.

THERAPEUT: »Gut. Das widerspricht ja Ihrem Satz von vorhin, dass Sie nicht aus Ihrer Haut können. Dass das in kleinen Schritten geht, ist klar. Sie machen schon eine ganze Menge, gehen nicht so oft zu Ihren Eltern. Sie merken, dass Sie es ertragen, das ist auch eine neue Erfahrung. Das spricht dafür, dass einiges veränderbar ist bei Ihrem Problem und dass Sie nicht zu der Hälfte gehören, wo nichts änderbar ist.«

...

THERAPEUT: »Stellen Sie sich eine Skala vor zwischen null und zehn über Ihren Zustand. Null wäre am Anfang, als Sie hierher gekommen sind, und zehn wäre das Ziel, das Sie durch die Therapie erreichen wollen. Wo wären Sie jetzt?«

Frau B. hatte erste Veränderungsschritte erwähnt. Jetzt konnten lösungsorientiert weitere Schritte besprochen werden.

PATIENTIN: »Sechs.«

THERAPEUT: »Eine ganze Menge! Wie haben Sie das geschafft?«

PATIENTIN: »Ein großer Schritt war die Einnahme von Vitaminen ... Ich kann nicht greifen, was dann mit meinem Kopf und der Psyche passiert ..., dann war es besser.«

THERAPEUT: »Das heißt, durch die Vitamine haben Sie die körperliche Voraussetzung für eine Besserung geschaffen.«

...

PATIENTIN: »Mein Mann ist überzeugt, es liegt am momentanen Stress ... Die Zunge brennt.«

THERAPEUT: »Angenommen, Sie wollten auf der Skala einen Punkt weiter auf sieben kommen, was müssten Sie tun?«

PATIENTIN: »Solche Fehler, etwas perfektionistisch zu gestalten, nicht mehr machen.«

THERAPEUT: »Als Hausaufgabe gebe ich Ihnen auf, zu schauen, was Sie selbst noch tun können, um weniger perfektionistisch zu sein. Schauen Sie, dass Sie einen Teil davon umsetzen.«

In dieser zweiten Sitzung besetzte ich bei der ambivalent besetzten Frage, ob Veränderung oder Nichtveränderung besser sei, die Seite der Nichtveränderung. Daraufhin ging Frau B. auf die Veränderungsseite und argumentierte für die Vorteile und Machbarkeit veränderter Verhaltensweisen, die sie auch in

Ansätzen schon umgesetzt hatte. Meine Hausaufgabe bestärkte sie lösungsorientiert, mehr von dem zu tun, was funktioniert.

Vier Wochen später klagte sie in der *dritten Sitzung* wieder über Stress, zum Teil durch ein Sonderprojekt bei der Arbeit bedingt.

PATIENTIN: »Ich mache eins nach dem anderen. Meine Kollegen sagen, ich wirke recht ruhig dafür, dass ich so viel Stress habe. Aber ich falle um, wenn ich mir bewusst mache, was alles ist. Also mache ich eins nach dem anderen ... Früher hätte ich versucht, alles zu tun, aber ich habe schon abgelehnt.«

THERAPEUT: »Das heißt, Sie haben schon Fortschritte gemacht im Ablehnen?«

PATIENTIN: »Ja. Das ist ungewohnt für mein Umfeld, dass ich mir die Zeit nicht nehme, viel zu reden.«

...

THERAPEUT: »Das ist ein großer Schritt. Wie haben Sie das geschafft?«

Patientin: »Sonst wäre es mir schlecht gegangen. Ich muss mir selbst helfen.«

THERAPEUT: »Angenommen, die Veränderung geht zu schnell und Sie wollen einen Schritt zurückgehen: Was müssten Sie tun?«

PATIENTIN: »Mehr mit der Mutter reden.«

Ich arbeitete lösungsorientiert mit der Konkretisierung ihrer Veränderungsschritte und fügte die paradoxe Frage an, wie sie die Veränderungsschritte rückgängig machen könnte, um ihre Flexibilität und die Steuerungsmöglichkeit ihrer Veränderung zu verbessern.

THERAPEUT: »Machen wir mal einen Rückblick. Wir haben jetzt das dritte lange Gespräch. Wie waren denn die bisherigen für Sie?«

PATIENTIN: »Anstrengend.«

THERAPEUT: »Wieso? Was war anstrengend?«

PATIENTIN: »Die Fragen, die Sie gestellt haben. Komisch ... Sie haben infrage gestellt, ob ich hier richtig bin. Das fand ich echt anstrengend, mich zu rechtfertigen. Ich wusste gar nicht, was das soll.«

THERAPEUT: »War es hilfreich?«

PATIENTIN: »Ja. Man reflektiert halt dadurch, ist gezwungen zu reflektieren. Bestimmt. Aber in dem Moment war es sehr unangenehm. Ich bin schon ein Mensch, der sehr viel nachdenkt ... Da denkt man schon an die Gespräche zurück. Da war ich mir am Anfang nicht sicher, wie es wird oder ob Sie mich überhaupt weiter behandeln wollen oder nicht. Da habe ich schon Angst gehabt, Angst, dass die Therapie schon wieder aufhört.«

Vor der *vierten Sitzung* war ein großes Familienfest. Sie hatte dabei geschafft, auf sich zu hören und sich Freiräume zu schaffen, damit ging es ihr gut. Nachdem sie in der Therapie bereits große Fortschritte gemacht hatte, stand jetzt die Stabilisierung des Erreichten an. Ich gab ihr die Hausaufgabe, zu beobachten, was ihr guttut. Wegen ihres guten Befindens wurde die nächste Sitzung erst in vier Monaten anberaumt.

In der *fünften Sitzung* meinte sie, sie habe durch die Therapie in der Zwischenzeit viel gelernt und könne besser Nein sagen, sei auch egoistischer. Sie brauche keine weitere Therapie.

THERAPEUT: »Machen wir mal einen Rückblick. Wir haben jetzt die fünfte Sitzung. Wie waren die bisherigen vier Gespräche? Was war gut? Was war schlecht? Was von Ihren Erwartungen hat sich erfüllt, was nicht?«

PATIENTIN: »Am Anfang waren die Fragen, die Sie mir gestellt haben, eher unangenehm. Ich konnte auch nicht ganz verstehen, in welche Richtung das gehen sollte. Aber nach der dritten Sitzung habe ich festgestellt, dass es genau richtig war. Es hat mich total zum Nachdenken gebracht und auch zum Ändern meiner Handlungen geführt. Und entsprechend ging es dann bergauf, weil ich es sehr ernst genommen und umgesetzt habe. Deswegen sehe ich das Ganze sehr, sehr positiv. Am Anfang wusste ich gar nicht: Was kann ich von Ihnen erwarten? Wie kann man mir überhaupt noch helfen? Das haben Sie dann angestoßen. Es hat super geklappt. Ich bin sehr zufrieden ... Ich kann gut mit den Problemen meiner Familie umgehen. Ich habe mich grundsätzlich verändert im Umgang mit Problemen anderer ..., dass ich diese gar nicht mehr so an mich ranlasse und nicht mehr die Probleme anderer zu meinen mache. Früher habe ich bei jedem Problem meiner Familie gedacht, es ist mein eigenes, und meine eigenen Probleme beiseitegestellt ... Den anderen geht es jetzt auch nicht schlechter, ich bin ja trotzdem für sie da.«

THERAPEUT: »Wie reagiert Ihre Familie auf Ihre Veränderung?«

PATIENTIN: »Meiner Mutter fällt es schwer, aber mein Mann ist stolz auf mich. Die Kollegen sagen, dass ich selbstbewusst geworden bin. Im Freundeskreis verstehen es alle.«

THERAPEUT: »Sie sagen, meine Fragen waren für Sie hilfreich. Wissen Sie noch, welche Fragen besonders hilfreich waren?«

PATIENTIN: »Sie haben immer wieder gebohrt, was ich mir eigentlich erwarte und was Sie da tun sollen. Das hat sehr zum Nachdenken angeregt, weil ich eigentlich hergekommen bin und gedacht habe, dass Sie mir das sagen. Einfach noch mal darüber nachdenken, was dazu geführt hat, dass es mir so schlecht ging ...

Ich habe gedacht, es ist irgendwas in meinem Körper, was halt den Schalter so umlegt, dass es mir schlecht geht ... Ihre Art, zu mir sehr direkt zu sein: ›Wenn Sie nichts machen, dann helfe ich Ihnen auch nicht‹, so ungefähr, ›Sie müssen bereit sein.‹ Das hat bei mir sehr gewirkt. Wenn Sie lieb und nett gewesen wären, hätte das nichts gebracht. Man muss schon mal auch direkt sein. Am Anfang fiel es mir halt schwer, weil es mir so schlecht ging. Im Nachhinein finde ich es gut.«

Zusammenfassung: Bei Frau B. stand eine Harmoniebedürftigkeit und eine Ambivalenz zwischen Anpassung an die Wünsche anderer und Abgrenzung im Vordergrund. Ihre Ängste, depressiven Verstimmungen und vegetativen Symptome bremsten quasi ihren Veränderungsdrang. Ich besetzte in den Therapiesitzungen überwiegend die Nichtveränderungsseite und stellte die von ihr gewünschte Veränderung infrage, sodass sie angeregt wurde, für die Veränderung zu argumentieren. Meine Warnungen vor Therapierisiken regten sie zu einem intensiven Nachdenken an mit dem Ergebnis, dass sie letztendlich die Risiken von Veränderung besser einschätzen und ertragen konnte und Veränderungsschritte wagte.

Dieses Fallbeispiel zeigt, wie systemische Therapie auch in wenigen Sitzungen helfen kann, problematische Muster zu stören und bessere Wege im Umgang mit sich und dem sozialen Umfeld zu finden. Dadurch können depressive Symptome überflüssig werden.

8 Evaluation

Systemische Therapie ist ein effektives Therapieverfahren, das mit einer geringen Sitzungszahl, verteilt über einen längeren Zeitraum, als Einzel-, Paar- oder Familientherapie erfolgen kann.

In der Londoner Depressions-Interventions-Studie (Leff et al. 2000) wurde systemische Paartherapie mit kognitiver Verhaltenstherapie als Einzeltherapie und medikamentöser Behandlung mit Antidepressiva verglichen. Die Patienten wurden nach dem Zufallsprinzip einer der Gruppen zugeordnet. Nachdem in der Verhaltenstherapiegruppe acht von elf Patienten abbrachen, wurde diese Therapierichtung nicht weiter ausgewertet. Die antidepressive Behandlung wurde von 56,8 % der Patienten abgebrochen, die systemische Paartherapie nur von 15,0 %. Die Depression besserte sich in beiden Gruppen, wobei die systemische Paartherapie nach dem Beck-Depressions-Inventar signifikant bessere Ergebnisse erzielte, sowohl ein Jahr nach Behandlungsende als auch zum Nachbeobachtungszeitpunkt nach zwei Jahren. In der Hamilton-Depressions-Skala ergaben sich zu Behandlungsende und in der Katamnese nach zwei Jahren lediglich vergleichbare Ergebnisse. Die unmittelbaren Behandlungskosten waren bei der systemischen Paartherapie zwar deutlich höher, die Folgekosten jedoch geringer, sodass die Gesamtkosten vergleichbar waren.

Eine weitere Studie verglich die Wirksamkeit systemischer Paartherapie mit der von Antidepressiva und zeigte eine Wirksamkeit der systemischen Therapie. Lösungsorientierte Einzeltherapie im Umfang von durchschnittlich zehn Sitzungen erwies sich gleich wirksam wie 15 Sitzungen psychodynamischer Einzeltherapie. In einer anderen Studie wurden drei Sitzungen einer lösungsorientierten Kurztherapie günstigere Ergebnisse zugeordnet als einer vergangenheitsorientierten Vergleichsbehandlung. In einer randomisierten Studie, bei der depressive Patienten nach einer stationären Behandlung zufällig verschiedenen Gruppen zugeordnet wurden, verbesserte der Einschluss von durchschnittlich fünf Sitzungen Familientherapie das Therapieergebnis bezüglich depressiver Symptomatik, Suizidgedanken, des Anteils von gebesserten und remittierten Fällen sowie hinsichtlich eines geringeren Anteils von fehlenden Behandlungserfolgen (Übersicht bei von Sydow et al. 2007).

Ergänzendes Online-Material

In der systemischen Therapie werden problematische Muster im psychischen und sozialen System der Klienten gestört und neue Sichtweisen angeboten, um bessere Lösungen für die Lebensgestaltung zu ermöglichen. Solche Muster wiederholen sich nicht nur im Alltag, sondern auch in der therapeutischen Situation. Spezifische Methoden und Interventionen haben sich bei bestimmten Mustern und Problemlagen als besonders hilfreich erwiesen.

Unter der Internetadresse carl-auer.de/depression-und-dysthymia/therapiekarten stehen Therapiekarten zum Download bereit, die systematisch und kompakt die im Buch vorgestellten Vorgehensweisen zusammenstellen. Sie sollen dem Therapeuten und Berater einen Leitfaden für konkrete Situationen geben, die im Verlauf einer Therapie auftreten. Natürlich kann eine Therapie nicht auf die Aneinanderreihung solcher Interventionen reduziert werden. Wie im Text des Buches ausführlich beschrieben, spielen Kontexte, Emotionen und vieles andere eine wichtige Rolle.

Literatur

Aldenhoff, J. (1997): Überlegungen zur Psychobiologie der Depression. *Nervenarzt* 68: 379–389.

Anderson, H. u. H. A. Goolishian (1990): Menschliche Systeme als sprachliche Systeme. *Familiendynamik* 15: 212–243.

Asen, E. (2013): Was bedeutet Depression aus systemischer Sicht? Depressives Verhalten als interaktionelles Phänomen. *Psychotherapie im Dialog* 14: 30–33.

Bateson, G. (1969a): Double bind. In: G. Bateson (1981): Ökologie des Geistes. Frankfurt/M. (Suhrkamp), S. 353–361.

Bateson, G. (1969b): Krankheiten der Erkenntnistheorie. In: G. Bateson (1981): Ökologie des Geistes. Frankfurt/M. (Suhrkamp), S. 614–626.

Beck, A. T. (1986): Kognitive Therapie der Depression. München, Weinheim (Psychologie Verlags Union), 2. Aufl.

Bruner, J. (1997): Sinn, Kultur und Ich-Identität. Zur Kulturpsychologie des Sinns. Heidelberg (Carl-Auer).

Bschor, T. (2013): Wirken Antidepressiva eigentlich? *Neurotransmitter* 24: 20–27.

Bundespsychotherapeutenkammer (2013): BPtK-Studie zur Arbeits- und Erwerbsunfähigkeit. Psychische Erkrankungen und gesundheitsbedingte Frühverrentung.

Cecchin, G., G. Lane u. W. A. Ray (1993): Respektlosigkeit: eine Überlebensstrategie für Therapeuten. Heidelberg (Carl-Auer).

Dansak, D. (1973): On the tertiary gain of illness. *Comprehensive Psychiatry* 14 (6): 523–534.

Dilling, H., W. Mombour u. M. H. Schmidt (Hrsg.) (1993): Internationale Klassifikation psychischer Störungen. ICD-10 Kapitel V (F). Klinisch-diagnostische Leitlinien. Bern/Göttingen/Toronto (Huber), 2. Aufl.

Foerster, H. von (1999): Sicht und Einsicht: Versuche zu einer operativen Erkenntnistheorie. Heidelberg (Carl-Auer).

Freud, S. (1915): Trauer und Melancholie. In: Psychologie des Unbewussten. Studienausgabe Bd. III. Conditio Humana. Fischer (Frankfurt/M.) 1975.

Fuchs, T. (2004): Depression als Desynchronisierung. Ein Beitrag zu einer Psychopathologie der intersubjektiven Zeit. In: T. Bock, K. Dörner u. D. Naber (Hrsg.): Anstöße. Zu einer anthropologischen Psychiatrie. Bonn (Psychiatrie), 3. Aufl. 2008, S. 175–187.

Gergen, K. J. (2002): Konstruierte Wirklichkeiten. Eine Hinführung zum sozialen Konstruktionismus. Stuttgart (Kohlhammer).

Glasersfeld, E. von (1997): Wege des Wissens. Konstruktivistische Erkundungen durch unser Denken. Heidelberg (Carl-Auer).

Goolishian, H. A. u. H. Anderson (1997): Menschliche Systeme. In: L. Reiter, E. J. Brunner u. S. Reiter-Theil (Hrsg.): Von der Familientherapie zur systemischen Perspektive. Berlin/Heidelberg/New York/Barcelona/Budapest/Hongkong/London/Mailand/Paris/Santa Clara/Singapur/Tokio (Springer), 2. Aufl., S. 253–287.

Hautzinger, M. (2006): Verhaltenstherapie bei unipolaren und bipolaren affektiven Störungen. In: A. Batra, R. Wassmann, G. Buchkremer (Hrsg.): Verhaltenstherapie. Grundlagen - Methoden - Anwendungsgebiete. Stuttgart/New York (Thieme), 2. Aufl., S. 199–211.

Hell, D. (2014): Macht Depression Sinn? In: T. Bock, K. Klapheck u. F. Ruppelt: Sinnsuche und Genesung. Erfahrungen und Forschungen zum subjektiven Sinn von Psychosen. Köln (Psychiatrie), S. 154–158.

Hoffmann, S. O. u. G. Hochapfel (1991): Einführung in die Neurosenlehre und Psychosomatische Medizin. Mit einer Darstellung der wichtigsten Psychotherapie-Verfahren. Stuttgart/New York (Schattauer), 4. Aufl.

Hüther, G., L. Adler u. E. Rüther (1999): Die neurobiologische Verankerung psychosozialer Erfahrungen. Zeitschrift für Psychosomatische Medizin und Psychotherapie 45: 2–17.

Imber-Black, E., J. Roberts u. R. A. Whiting (1998): Rituale. Rituale in Familien und Familientherapie. Heidelberg (Carl-Auer).

Kasper, S., T. C. Baghai u. F. Padberg (2011): Sonstige biologische Therapieverfahren. Theoretische und empirische Grundlagen sowie klinische Anwendungsprinzipien. In: H.-J. Möller, G. Laux u. H. P. Kapfhammer (Hrsg.): Psychiatrie, Psychosomatik, Psychotherapie. Band 1: Allgemeine Psychiatrie. Berlin/Heidelberg (Springer), 4. Aufl., S. 767–805.

Keller, T. (2002): Kooperationsgespräche »im Chaos der psychotischen Kommunikation«. Psychotherapie im Dialog 3: 277–283.

Kendler, K. S., R. C. Kessler, E. E. Walters, C. MacLean, M. C. Neale, A. C. Heath a. L. J. Eaves (1995): Stressful life events, genetic liability and onset of an episode of major depression in women. American Journal of Psychiatry 152: 833–842.

Kirsch, I. (2009): The emperor's new drugs. Exploding the antidepressant myth. New York (Basic Books).

Kutter, P. (1983): Psychoanalytische Aspekte psychiatrischer Krankheitsbilder. In: W. Loch (Hrsg.): Die Krankheitslehre der Psychoanalyse. Eine Einführung. Stuttgart (Hirzel), S. 187–286.

Laing, R. (1984): Mystifizierung, Konfusion und Konflikt. In: G. Bateson, D. Jackson, J. Haley, J. Weakland, L. Wynne, I. Ryckoff, J. Day, S. J. Hirsch, T. Lidz, A. Cornelison, S. Fleck, D. Terry, H. S. Searles, M. Bowen, E. M. Vogel, N. Bell, R. Laing u. J. Foudrain: Schizophrenie und Familie. Frankfurt/M. (Suhrkamp), S. 274–304.

Laux, G. (2011a): Affektive Störungen: Einleitung und Übersicht. In: H.-J. Möller, G. Laux u. H. P. Kapfhammer (Hrsg.): Psychiatrie, Psychosomatik, Psychotherapie. Band 2: Spezielle Psychiatrie. Berlin/Heidelberg (Springer), 4. Aufl., S. 363–370.

Laux, G. (2011b): Depressive Störungen. In: H.-J. Möller, G. Laux u. H. P. Kapfhammer (Hrsg.): Psychiatrie, Psychosomatik, Psychotherapie. Band 2: Spezielle Psychiatrie. Berlin/Heidelberg (Springer), 4. Aufl., S. 371–460.

Leff, J., S. Vearnals, C. R. Brewin, G. Wolff, B. Alexander, E. Asen, D. Dayson, E. Jones, D. Chisholm a. B. Everitt (2000): The London depression intervention trial. *British Journal of Psychiatry* 177: 95–100.

Lieb, H. (2014): Störungsspezifische Systemtherapie. Konzepte und Behandlung. Heidelberg (Carl-Auer).

Linares, J. u. C. Campo (2003): Familientherapie bei Depressionen. Heidelberg (Carl-Auer).

Luhmann, N. (1984): Soziale Systeme. Grundriß einer allgemeinen Theorie. Frankfurt/M. (Suhrkamp).

Main, M. (1997): Desorganisation im Bindungsverhalten. In: Spangler, G. u. P. Zimmermann (Hrsg.): Die Bindungstheorie. Grundlagen, Forschung und Anwendung. Stuttgart (Klett-Cotta), 2. Aufl., S. 120–139.

Maj, M. (2013): Mood disorders in ICD-11 and DSM-5. A brief overview. *Die Psychiatrie* 10: 24–29.

Maturana, H. R. (1982): Autopoiese: die Organisation lebender Systeme, ihre nähere Bestimmung und ein Modell. In: H. R. Maturana: Erkennen: Die Organisation und Verkörperung von Wirklichkeit. Braunschweig/Wiesbaden (Vieweg), S. 157–169.

McGowan, P. O., A. Sasaki, A. C. D'Alessio, S. Dymov, B. Labonté, M. Szyf, G. Turecki a. M. J. Meaney (2009): Epigenetic regulation of the glucocorticoid receptor in human brain associates with childhood abuse. Nature Neuroscience 12 (3): 342–348.

Meißel, T. (2004): Verantwortung, Schuld und Schuldgefühle in der Familie. Die konflikthafte Existenz des Menschen. In: T. Bock, K. Dörner u. D. Naber (Hrsg.): Anstöße. Zu einer anthropologischen Psychiatrie. Bonn (Psychiatrie), 3. Aufl. 2008, S. 264–273.

Meyer, C., H.-J. Rumpf, U. Hapke, H. Dilling u. U. John (2000): Lebenszeitprävalenz psychischer Störungen in der erwachsenen Allgemeinbevölkerung. Ergebnisse der TACOS-Studie. Nervenarzt 71: 535–542.

Michalak, J. u. T. Heidenreich (2005): Neue Wege der Rückfallprophylaxe bei Depressionen. Die achtsamkeitsbasierte kognitive Therapie. *Psychotherapeut* 50: 415–422.

Miller, G. u. S. de Shazer (1999): Lösungsorientierte Therapie als Gerücht. Familiendynamik 24: 4–28.

Miller, W. R. u. S. Rollnick (2004): Motivierende Gesprächsführung. Freiburg (Lambertus), 3. Aufl. 2009.

Minuchin, S. (1977): Familie und Familientherapie. Theorie und Praxis struktureller Familientherapie. Freiburg (Lambertus).

Mora, G. (1990): Historische und theoretische Richtungen in der Psychiatrie. In: A. M. Freedman, H. I. Kaplan, B. J. Sadock u. U. H. Peters (Hrsg.): Psychiatrie in Praxis und Klinik. Stuttgart/New York (Thieme). Bd. 5: Psychiatrische Probleme der Gegenwart, S. 1–98.

Pfau, B. (2004): Der Scham begegnen. Anthropologisches Verstehen der Depression. In: T. Bock, K. Dörner u. D. Naber (Hrsg.): Anstöße. Zu einer anthropologischen Psychiatrie. Bonn (Psychiatrie), 3. Aufl. 2008, S. 164–174.

Reck, C. u. C. Mundt (2002): Psychodynamische Therapieansätze bei depressiven Störungen. Pathogenesemodelle und empirische Grundlagen. *Nervenarzt* 73: 613–619.

Reddemann, L. (2000): Depression. Psychoanalytische Behandlung. In: W. Senf u. M. Broda (Hrsg.): Praxis der Psychotherapie. Ein integratives Lehrbuch: Psychoanalyse, Verhaltenstherapie, Systemische Therapie. Stuttgart/New York (Thieme), S. 376–382.

Reich, G. (2003): Depression und Paarbeziehung. *Psychotherapeut* 48: 2–14.

Reiter, L. (1997): Zur Rolle der Angehörigen in der Therapie depressiver Patienten. In: L. Reiter, E. J. Brunner u. S. Reiter-Theil (Hrsg.): Von der Familientherapie zur systemischen Perspektive. Berlin/Heidelberg/New York/Barcelona/Budapest/Hongkong/London/Mailand/Paris/Santa Clara/Singapur/Tokio (Springer), 2. Aufl., S. 105–120.

Retzer, A. (2002): Passagen – Systemische Erkundungen. Stuttgart (Klett-Cotta).

Retzer, A. (2004): Systemische Familientherapie der Psychosen. Göttingen/Bern/Toronto/Seattle (Hogrefe).

Retzer, A. (2011). Systemische Psychotherapie – Theoretische Grundlagen und klinische Anwendungsprinzipien. In: H. J. Möller, G. Laux u. H.-P. Kapfhammer (Hrsg.): Psychiatrie und Psychotherapie. Band 1: Allgemeine Psychiatrie. Berlin/Heidelberg (Springer), 4. Aufl., S. 977–1003.

Retzer, A. (2012): Miese Stimmung. Eine Streitschrift gegen positives Denken. Frankfurt/M. (S. Fischer).

Ruf, G. (2000): Systemische Psychiatrie – ein Praxiskonzept. *Familiendynamik* 25: 532–550.

Ruf, G. D. (2005): Systemische Psychiatrie. Ein ressourcenorientiertes Lehrbuch. Stuttgart (Klett-Cotta).

Ruf, G. D. (2013): Einführung in die systemische Psychiatrie. Heidelberg (Carl-Auer).

Ruf, G. D. (2014): Schizophrenien und schizoaffektive Störungen. Heidelberg (Carl-Auer).

Schleiffer, R. (2012): Das System der Abweichungen. Eine systemtheoretische Neubegründung der Psychopathologie. Heidelberg (Carl-Auer).

Schleiffer, R. (2013): Verhaltensstörungen. Sinn und Funktion. Heidelberg (Carl-Auer).

Schlippe, A. von u. J. Schweitzer (2012): Lehrbuch der systemischen Therapie und Beratung I. Das Grundlagenwissen. Göttingen (Vandenhoeck & Ruprecht).

Schmidt, G. (2001): Systemisch-hypnotherapeutische Konzepte für die Kooperation mit depressiv definierten Menschen und ihren Beziehungssystemen. *Psychotherapie im Dialog* 2: 418–430.

Schramm, E., F. Caspar u. M. Berger (2006): Spezifische Therapie für chronische Depression. Das »Cognitive Behavioral Analysis System of Psychotherapy« nach McCullough. *Nervenarzt* 77: 355–371.

Schumacher, J., S. Cichon, M. Rietschel, M. M. Nöthen u. P. Propping (2002): Genetik bipolar affektiver Störungen. Gegenwärtiger Stand der Arbeiten zur Identifikation von ›Dispositionsgenen‹. *Nervenarzt* 73: 581–594.

Schweitzer, J. (1995): Kundenorientierung als systemische Dienstleistungsphilosophie. *Familiendynamik* 20: 292–313.

Schweitzer, J. u. A. von Schlippe (2006): Lehrbuch der systemischen Therapie und Beratung II. Das störungsspezifische Wissen. Göttingen (Vandenhoeck & Ruprecht).

Schweitzer, J. u. E. Nicolai (2010): SYMPAthische Psychiatrie. Handbuch systemisch-familienorientierter Arbeit. Göttingen (Vandenhoeck & Ruprecht).

Schweitzer-Rothers, J. (1996): Wege aus psychiatrischen Chronifizierungsprozessen: Beratungstechniken für Prävention und Rehabilitation. In: T. Keller u. N. Greve (Hrsg.): Systemische Praxis in der Psychiatrie. Bonn (Psychiatrie), S. 247–262.

Seligman, M. E. P. (1992): Erlernte Hilflosigkeit. Weinheim (PsychologieVerlags-Union), 4. Aufl.

Selvini Palazzoli, M., L. Boscolo, G. Cecchin u. G. Prata (1975): Paradoxon und Gegenparadoxon, Stuttgart (Klett-Cotta).

Selvini Palazzoli, M., L. Boscolo, G. Cecchin u. G. Prata (1979): Gerade und ungerade Tage. Eine ritualisierte Verschreibung in der Familientherapie. *Familiendynamik* 4: 138–147.

Selvini Palazzoli, M., L. Boscolo, G. Cecchin u. G. Prata (1981): Hypothetisieren – Zirkularität – Neutralität: Drei Richtlinien für den Leiter der Sitzung. *Familiendynamik* 6: 123–139.

Shazer, S. de (1988): Der Dreh. Überraschende Wendungen und Lösungen in der Kurzzeittherapie. Heidelberg (Carl-Auer).

Shazer, S. de (1991): Das Spiel mit Unterschieden. Wie therapeutische Lösungen lösen. Heidelberg (Carl-Auer).

Simon, F. B. (1995): Die andere Seite der Gesundheit. Heidelberg (Carl-Auer).

Simon, F. B. (2012): Krankheit. In: J. V. Wirth u. H. Kleve (Hrsg.): Lexikon des systemischen Arbeitens. Grundbegriffe der systemischen Praxis, Methodik und Theorie. Heidelberg (Carl-Auer), S. 231–233.

Simon, F. B. u. C. Rech-Simon (2004): Zirkuläres Fragen. Systemische Therapie in Fallbeispielen: Ein Lernbuch. Heidelberg (Carl-Auer).

Simon, F. B., U. Clement u. H. Stierlin (2004): Die Sprache der Familientherapie. Ein Vokabular. Kritischer Überblick und Integration systemtherapeutischer Begriffe, Konzepte und Methoden. Stuttgart (Klett-Cotta), 6. Aufl.

Sydow, K. von, S. Beher, R. Retzlaff u. J. Schweitzer (2007): Die Wirksamkeit der Systemischen Therapie/Familientherapie. Göttingen/Bern/Wien/Toronto/Seattle/Oxford/Prag (Hogrefe).

Tomm, K. (1994): Die Fragen des Beobachters. Schritte zu einer Kybernetik zweiter Ordnung in der systemischen Therapie. Heidelberg (Carl-Auer).

Watzlawick, P., J. H. Beavin u. D. D. Jackson (1967): Menschliche Kommunikation. Formen, Störungen, Paradoxien. Bern/Stuttgart/Toronto (Huber).

Watzlawick, P., J. H. Weakland u. R. Fisch (1974): Lösungen. Zur Theorie und Praxis menschlichen Wandels. Bern/Stuttgart/Wien (Huber).

Weiner-Davis, M., S. de Shazer a. W. J. Gingerich (1987): Building on pretreatment change to construct the therapeutic solution: an exploratory study. *Journal of Marital and Family Therapy* 13: 359–363.

White, M. u. D. Epston (1989): Die Zähmung der Monster. Literarische Mittel zu therapeutischen Zwecken. Heidelberg (Carl-Auer).

Willi, J. (1990): Die Zweierbeziehung. Spannungsursachen, Störungsmuster, Klärungsprozesse, Lösungsmodelle. Reinbek bei Hamburg (Rowohlt).

Zimmer, F. T. (2000): Verhaltenstherapie. In: W. Senf u. M. Broda (Hrsg.): Praxis der Psychotherapie. Ein integratives Lehrbuch: Psychoanalyse, Verhaltenstherapie, Systemische Therapie. Stuttgart/New York (Thieme), S. 382–394.

Zubin, J. u. B. Spring (1977): Vulnerability – a new view of schizophrenia. *Journal of Abnormal Psychology* 86: 103–126.

Über den Autor

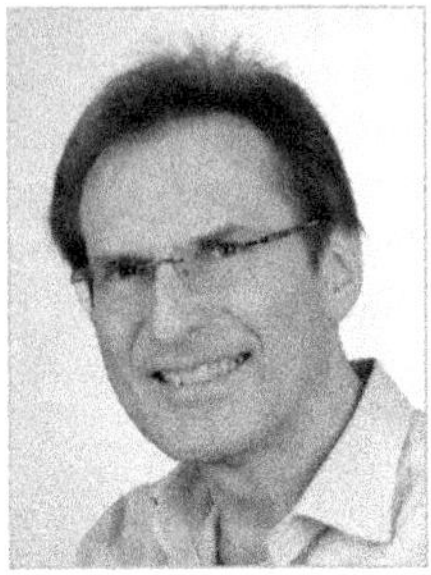

© Iris Bach, www.IrisBach.de

Gerhard Dieter Ruf, Dr. med., Studium der Medizin in Tübingen, Weiterbildung zum Facharzt für Neurologie und Psychiatrie, Psychotherapie in den Kliniken Ludwigsburg und Weinsberg, Oberarzttätigkeit in Weinsberg, Leitung einer Abteilung der Rhein-Haardt-Klinik Bad Dürkheim, Fachklinik für Suchterkrankungen. Von 1991 bis 1998 eigene Praxis in Asperg. Systemischer Therapeut (IGST, SG, DGSF), Lehrender (DGSF) am Bodensee-Institut für Systemische Therapie und Beratung. Schwerpunkte: systemische Psychiatrie, systemische Therapie bei psychischen Störungen, Psychotherapie bei Psychosen.

Veröffentlichungen u. a.: *Einführung in die systemische Psychiatrie* (2013), *Schizophrenien und schizoaffektive Störungen* (2014), *Bipolare Störungen* (2017).

Kontakt: www.psych-asperg.de